KB169855

이유 없이 아프다면
식사 때문입니다

이유 없이 아프다면

일본 최고 의사가
목숨 걸고 지키는
기적의 식사법

식사

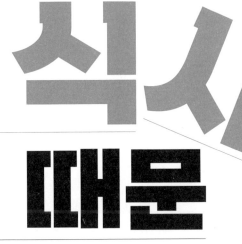

때문

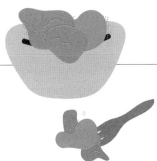

입니다

미조구치 도루 **지음** | 김향아 **옮김**

카시오페아
Cassiopeia

・프롤로그・

이유 없이 아프다면
90%는 식사 때문이다

2020년 신종 코로나 바이러스 감염증의 유행으로 많은 사람이 자가격리와 유연근무제를 통한 재택근무로의 전환을 경험했다. 여전히 비상사태 선언이 주기적으로 이어지고, 코로나 바이러스에 관한 뉴스를 매일 접하는 등 종식의 기미는 보이지 않는다.

이와 같은 커다란 환경의 변화는 신체적인 문제를 넘어 마음에도 문제를 일으킬 것으로 보인다. 햇볕을 쬐는 시간의 감소와 활동 제한에 따른 스트레스, 생활 리듬과 식생활의 변화 등이 생기기 때문이다.

그렇다고는 해도, 이 글을 집필하던 시점(2021년 겨울)을 돌아보면 마음의 병을 안고 있는 환자들이 의료 기관으로 쇄도하지는 않았다. 내가 근무하는 클리닉도 마찬가지였다. 하지만 이런 현상이 곧 '마음의 문제를 안고 있는 사람이 없음'을 의미하지는 않는다. 왜냐하면, 여기서 말하는 '마음의 문제'란 병원에 갈 만한 일이 아니라는 것일 뿐, 문제가 없다는 뜻은 아니기 때문이다.

이처럼 특정한 병은 아니지만, 심신의 불안정함을 자각하고 있는 상태를 '부정수소(不定愁訴)' 또는 '부정형 신체 증후군'이라고 한다. 주요 증상은 다음과 같다.

- 기분이 쉽게 우울하다.
- 자주 불안하고 긴장된다.
- 왠지 식욕이 없다.
- 잠을 통 못 잔다.
- 권태롭다.
- 짜증이 나거나 심장이 두근거린다.
- 의욕이 없다.

1장에서 자세히 설명하겠지만, 부정수소란 다양한 자각증상이 나타나지만 병원에서 실제로 검사를 해보면 아무런 이상이 발견되지 않는 상태를 가리킨다. 부정수소는 90%가 자율신경의 균형이 깨진 상태로, 증상이 심할 경우에는 자율신경 기능의 이상을 의심해볼 수 있다.

이 책에서는 자율신경의 불안정함을 '마음의 병'으로 부르고
자 한다.

자율신경을 바로잡아 몸과 마음의 병을 다스리다

자율신경이란 자신의 의지로 조절할 수 없는 신체의 기능을 담
당하는 신경으로, 흥분계인 교감신경과 진정계인 부교감신경으
로 구성된다. 이 두 신경계가 조화롭게 작동하면 몸도 마음도 건
강한 상태가 유지된다.

그러나 자율신경의 균형이 무너지면 앞서 말한 것처럼 몸과
마음의 병이 자각증상으로 나타난다. 이를 내버려두면 상태가
점점 심해져 '자율신경 기능 이상'으로 악화해 구역질과 어지러
움, 현기증, 우울 증상이 나타날 가능성이 크다.

물론 대부분은 이런 증상이 나타나도 자율신경 기능 이상이라
고 자각하지 못한다. 또한 마음의 병은 병원에 가더라도 원인이
나 이상이 발견되지 않는 경우가 많다.

마음과 정신을 다스리려면 자율신경을 안정시키는 것이 가장
빠른 길이다. 아니, 그보다도 자율신경의 안정화는 마음과 정신
을 다스리는 데 필요조건이라 하겠다. 왜냐하면, 자율신경은 앞

서 설명한 대로 '자신의 의지로 조절할 수 없는 신체의 기능을 담당하는 신경'이기 때문이다. 즉, 자율신경의 불균형으로 인한 마음과 몸의 불안정을 해소하려면 자율신경의 균형을 회복하고 유지하는 것만이 본질적인 해결책이다.

자율신경이 정돈되면 불안할 때도 가슴이 두근거리거나 몸이 저리는 듯한 신체 증상을 동반하지 않게 되어 스스로 조절할 수 없는 상태가 거의 해소된다. 그렇다면 어떻게 해야 자율신경의 균형을 맞출 수 있을까?

병명 없는 증상의 90%는 식사로 나을 수 있다

자율신경을 안정시키는 방법은 다양하다. 실제로 자율신경을 다스리는 방법으로 자주 소개되는 것으로는 휴식 취하기, 욕조에 몸 담그기, 잠자기, 편안한 음악 듣기 등이 있다. 자율신경이 불안정한 경우는 대부분 흥분계인 교감신경이 활발한 상태이므로 진정계인 부교감신경을 자극하자는 주장이다.

그러나 이런 방법들은 근본적인 해결이 될 수 없다. 왜냐하면, 이런 방법들로는 어디까지나 자각증상에 대처하여 증상을 완화시키는 정도의 효과만 얻을 수 있기 때문이다. 쉽게 말해, 짜증이

날 때는 차를 마시고 마음을 편안하게 가지라고 하는 말과 다름 없다. 근본적인 문제가 해결되지 않음은 분명하다.

이럴 때는 자각증상에 대처하는 방안이 아니라 간단하면서도 완전한 개선 방법이 필요하다. 그것은 바로 '식사'를 개선하는 것이다. 자율신경과 식사의 관계는 그 중요성에도 불구하고 지금까지 의외로 주목을 받지 못했다.

1장에서 자세히 소개하겠지만, 나는 '분자교정요법(orthomolecular medicine)'이라는 영양요법의 전문가로서, 자율신경 기능 이상과 우울증 등과 같은 마음의 병을 안고 있는 수많은 사람을 치료해왔다. 그와 같은 경험을 바탕으로 나는 자신 있게 단언할 수 있다. 병명 없는 증상, 흔히 스트레스가 원인이라고 말하는 다양한 병의 90%는 식사 개선으로 나을 수 있다고 말이다.

여기서 말하는 식사는 '혈당'과 '장'을 안정시키는 데 중점을 두고 있다. 물론 이외에도 구체적인 식사법과 섭취해야 할 영양소에 대해서도 전달하고자 한다. 이 책에서 소개하는 식사법과 생활 습관을 따른다면, 자율신경은 안정되고 마음의 병도 개선될 것이다. 구체적으로는 다음과 같은 효과를 기대할 수 있다.

• 마음이 안정된 상태가 이어지고 스트레스가 줄어든다.
• 짜증이나 화가 줄어든다.

- 불안과 긴장이 감소한다.
- 우울함과 의욕 저하가 나아진다.
- 잠을 잘 잔다.
- 권태감이 해소되고 비만 상태도 좋아진다.
- 면역력이 높아진다.

실제로 지금까지 많은 환자가 이 책에서 소개하는 식사법을 실천한 결과, 자율신경의 개선뿐만 아니라 비만과 우울증, 불필요한 약의 복용으로부터 해방되었다.

우리는 우리가 먹은 음식으로 구성된다. 무엇을 먹었는지는 체형과 몸의 건강뿐만 아니라 마음의 건강에도 영향을 미친다. 영양 요법은 어떻게 식사를 하고, 어떤 영양소를 섭취하는지에 따라 몸과 마음이 어떻게 변화하는가를 과학적으로 검증한 방법이다.

이 책은 졸저《이 식사로 자율신경이 안정된다(この食事で自律神経は整う)》에 내용을 추가하고 일부 내용은 수정하여 출간한 것이다. 서문에는 신종 코로나 바이러스로부터 우리의 건강을 지켜주는 식사법과 생활 습관도 덧붙였다.

앞으로 이 책에서 소개할 식사법과 생활 습관이 독자 분들께서 건강한 일상생활을 회복하는 데 도움이 될 수 있다면 저자로서 그만큼 기쁜 일은 없을 것이다.

차례

1장

| 의사의 진단 |

문제는 자율신경 불균형이다

2장

| 의사의 식사법 1 |

혈당치를 안정시키면
살이 빠지고 마음이 편안해진다

3장

| 의사의 식사법 2 |

장을 다스리면
스트레스가 줄고 면역력이 좋아진다

4장

| 의사의 식사법 3 |

올바른 영양소를 섭취하면
활력이 되살아난다

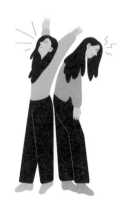

5장

| 의사의 습관 |

10가지 습관으로
병에 걸리지 않는 몸을 만든다

신종 코로나 바이러스를
이기는 식사법

이 서문은 일본에 두 번째 비상사태 선언이 내려진 시기에 썼다. 재택근무가 일상화되었고, 아침저녁 출퇴근길에서는 예전의 혼잡함과는 비교도 할 수 없는 상황이 이어지고 있다. 백신 접종이 시작되었지만 자유롭지 못한 생활은 당분간 계속될 전망이다.

신종 코로나 바이러스 감염을 막기 위해서는 당연히 손을 깨끗이 씻고 마스크를 제대로 착용하는 것이 중요하다. 이처럼 모두가 정해진 방역 지침에 따르며 신종 코로나 바이러스 감염 예방에 힘쓰고 있는 요즘이다.

그러나 앞서 말한 대로 폐쇄적인 상황의 장기화, 언론 보도를 연이어 보고 들으며 생긴 감염에 대한 공포, 자유로운 행동이 제한되는 데 대한 스트레스 등을 비롯해 이러한 환경의 변화에 따른 스트레스가 심신에 중대한 영향을 끼치리라는 점은 상상하기 어렵지 않다. 또한 근무 방식의 변화 등으로 기존의 생활 리듬이 무너졌을 경우, 이는 자율신경의 균형이 깨지는 큰 원인으로 작용한다.

자율신경의 불균형은 면역력 저하와 떼려야 뗄 수 없는 밀접한 관계다. 신종 코로나 바이러스의 위협에서 우리 몸을 지키려면 자율신경의 균형을 정상적으로 유지해야 한다. 여기서 중요한 것이 우리가 매일 먹는 식사다. 인간의 면역은 점막의 활동에 따른 방어 기관이 매우 발달해 눈물, 콧물, 변 등으로 이물질을 배출하는 구조가 정립되어 있다. 그러므로 바이러스 감염을 막기 위해서는 점막의 면역력을 키우는 일이 중요하다.

점막에서 바이러스와 세균을 제거하는 시스템은 다양한데, 특히 'IgA(면역글로불린 A) 항체'라고 불리는 면역항체가 그 작용을 담당한다. 그런데 스트레스를 받거나 긴장 상태가 이어져 교감신경이 과도하게 활발해지면(자율신경이 불균형해지면), 순식간에 IgA 항체가 분비되지 않아 점막 표면에 면역항체를 만들 수 없게 된다. 스트레스를 받거나 피곤하면 감기 등 감염병에 쉽게 걸리는 이유가 바로 이 때문이다. 따라서 점막의 면역력 강화가 매우 중요하며, 이를 위해서는 식사에 주의를 기울이는 일이 기본이다.

면역력을 키우는 비타민D를 섭취하자

면역력을 키우기 위한 방법으로 우선 권장하는 것은 비타민D를 충분히 섭취하는 것이다. 비타민D에 대한 자세한 설명은 4장에서 살펴보도록 하자.

2020년 봄보다 그해 겨울에 신종 코로나 바이러스의 유행이 확대된 배경에는 비타민D 부족도 하나의 요인일 것으로 생각된다. 비타민D는 점막의 면역력 강화와 관계가 깊은데, 코인두(콧속에서 좌우의 들숨이 만나는 공간으로 오물이나 세균이 붙어 염증이 일어나기 쉽다-옮긴이) 부분에 달라붙은 바이러스와 세균을 죽이는 단백질을 생성하는 효과가 있다고 확인되었다.

햇볕을 쬘 때 우리 몸에서는 비타민D가 생성된다. 그런데 겨울에는 일조 시간이 짧고 실내에서 보내는 시간도 늘어난다. 이렇게 되면 햇볕에 의해 생성되는 비타민D의 혈중 농도는 당연히 내려가고, 이는 겨울철 우울증이나 감기, 인플루엔자 등의 원인이 된다. 코로나 사태도 겨울에 더 심각해질 것으로 예측되는데, 그 원인 중 하나로 비타민D의 부족이 거론된다.

실제로 신종 코로나 바이러스에 감염되어 중증으로 번지는 사람과 그렇지 않은 사람 사이의 차이 중 하나로 비타민D의 혈중 농도가 관계있다는 사실이 이미 보고되었다. 또 PCR 검사에서 음성 반응을 보이는 사람 역시 비타민D의 혈중 농도가 높다는 보고가 있다. 그러므로 비타민D의 혈중 농도를 유지하는 일은 매우 중요하다.

비타민D의 혈중 농도를 늘리는 가장 쉬운 방법은 오전 중에 밖으로 나가 햇볕을 쬐고, 동시에 식사를 통해 적극적으로 섭취하는 것이다. 생선 내장에는 비타민D가 포함되어 있기 때문에 생선을 내장째로 먹으면 식사를 통한 비타민D의 섭취가 가능하다. 그뿐만 아니라 생선 내장에 포함된 기름에는 면역력을 높여주는 다른 영양소도 다양하다.

비타민D 섭취를 위해 내장째로 가장 쉽게 먹을 수 있는 생선은 뱅어포다. 뱅어포는 계란말이나 낫토에 넣어 먹어도 좋고, 나물 무침에 뿌려 먹어도 좋다. 또는 마트에서 파는, 알이 꽉 찬 열빙어 등도 비타민D 섭취에 효과가 있다

나의 클리닉 환자 중에도 PCR 검사에서 양성 판정을 받은 분이 몇 명 있었는데, 고령임에도 불구하고 미열 정도의 증상만 보이고 끝났다. 아마도 식사에 주의를 기울여 충분한 영양소를 섭취해왔기 때문일 것이다.

장과 부신의 균형을 잡자

영양소를 제대로 흡수하기 위해서는 장의 활동을 정상적으로 유지하는 일도 중요하다. 장에 대해서는 3장에서 자세하게 다루겠다.

특히 코로나 사태 때 재택근무나 활동 제한 등으로 집에 오랫동안 머물며 음주량이 늘었다면 장내 환경의 악화를 초래할 우려가 있다. 장은 '제2의 뇌'라고 불리는 기관으로 자율신경에 큰 영향을 미친다. 또한 장내 환경의 악화는 면역력의 저하로 이어질 우려가 있으므로 충분한 관리가 필요하다.

면역력을 유지하기 위해서는 자율신경의 균형에 신경을 쓰는 생활도 중요하다. 자율신경의 균형을 맞추는 데는 '부신(좌우의 신장 위에 있는 내분비샘—옮긴이)'이라는 장기의 활동이 중요하다. 부신은 체내 환경을 일정하게 유지하는 역할을 하는데, 하루 중 활동이 활발한 시간대와 활동이 줄어 쉬는 시간대가 명확하게 나뉜다.

부신이 가장 활성화되는 때는 오전 중 이른 시간대이며, 정오가 지나면 급격하게 활동력이 떨어져 오후 4시 즈음에는 거의 최저 수준에 이른다. 따라서 오후 4시가 지나면 스트레스를 받지 않도록 하는 편이 몸에는 좋다. 인간의 몸은 원래 해가 뜨면 활동을 시작하고 저녁에는 활동을 멈추는 리듬으로 짜여 있다.

이러한 맥락에서 아침에 일을 시작하고 저녁에는 끝내는 생활이 이치에 맞다. 그런데 재택근무를 하게 되면 정해진 출퇴근 시간에 얽매이지 않게 되므로 일을 질질 끌게 되거나 밤을 새는 습관이 생길 가능성이 있다. 이러한 생활은 자율신경의 균형을 망치는 원인이다.

또 늦은 밤까지 스마트폰이나 컴퓨터를 하는 것도 피해야 할 습관이다. 한밤중에 블루라이트(컴퓨터 모니터나 스마트폰 등에서 나오는 파란색 계열의 광원-옮긴이)와 같은 강한 빛이 눈에 들어오면 역시 몸의 리듬이 깨진다. 이외에도 게임이나 SNS 등에 장시간 집중하면 건강한 생체리듬을 유지할 수 없다. 부정적인 뉴스만 보게 되는 것도 마음 건강에 좋지 않다.

이러한 점들을 고려하여, 어쩔 수 없이 집에 오래 머무는 생활을 하게 되더라도 기본적인 생활 리듬을 제대로 지킬 필요가 있다. 평소대로 기상 시간을 지키고 오전에는 밖에 나가 운동을 하자. 이는 자율신경의 균형을 잡기 위한 기본이다.

바이러스를 이기기 위한 습관

운동은 당질의 과잉 섭취를 막는다는 의미에서도 중요하다. 식사로 섭취한 당질은 출퇴근 등 몸을 움직이는 활동으로 소모되는데, 재택근무로 운동량이 줄게 되면 당질은 그대로 지방이 된다. 집에 있다 보면 간식과 음주 등을 통한 당질 섭취도 늘어난다. 이것이 '코로나 비만'을 낳는 원인 중 하나다. 당질 섭취는 스트레스 해소에 도움이 되는 듯싶지만, 이와는 정반대로 혈당의 급격한 변동은 새로운 스트레스로 이어진다.

그러므로 하루에 몇십 분만이라도 좋으니 근력 운동이나 걷기 등을 하는 시간을 정해진 일과에 넣는 것이 좋다. 특히 걷기는 앞서도 언급한 비타민D의 혈중 농도를 올리는 효과까지 기대할 수 있는 활동이다. 특히 오전 중에 비치는 햇볕을 쬐면 좋다. 이는 비타민D의 혈중 농도를 높여줄 뿐만 아니라, 수면 리듬을 만드는 '멜라토닌'이라는 호르몬을 분비시키는 데도 도움이 된다.

이 책에서는 지금까지 이야기한 것처럼 영양소의 작용과 면역력을 높이기 위해 일상생활에서 주의해야 할 내용을 다양하게 소개한다. 독자들이 책 속의 내용을 꼭 참고하여 이 어려운 시국을 극복했으면 하는 바람이다.

1장

| 의사의 진단 |

문제는 자율신경
불균형이다

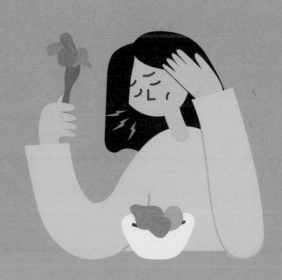

마음 건강의 열쇠를 쥐고 있는
자율신경

생명 유지 반응을 자동으로 제어하는 자율신경

이유 없이 아픈 몸과 마음의 병을 치료하는 식사법을 소개하기 전에, 그 대전제가 되는 사항을 알아보고자 한다. 바로 '자율신경이란 무엇인가'이다.

인체에는 크게 두 개의 신경이 있다. '수의신경(隨意神經)'과 '불수의신경(不隨意神經)'이다. 수의신경이란 글자 그대로 의도적으로 조절할 수 있는 신경을 말한다. 예를 들어 넘어지기 직전에 발을 앞으로 내딛는 것과 같은 근육의 움직임을 담당한다. 순간적인 반사 행동도 대뇌가 수의신경을 조절하여 대처한다. 이 수의신경에는 운동신경과 감각신경이 있다.

한편, 불수의신경은 의도적으로 조절할 수 없는 신경으로, 내장의 활동을 담당한다. 예를 들어 도로를 건널 때 반대쪽 차선에서 매우 빠른 속도로 자동차가 달려온다고 하자. 우리는 수의신경으로 그 차를 피할 수 있다. 하지만 이와 더불어 공포를 느끼면서 심장이 두근대거나 목이 마르고 손에서 땀이 나는 반응이 나타난다. 이러한 반응을 일으키는 것이 불수의신경이고 자율신경이다. 자율신경은 기본적으로는 생존과 생명 유지에 관련된 반응을 자동으로 조절한다.

자율신경에도 두 종류가 있는데 교감신경과 부교감신경으로 나뉜다. 쉽게 말하자면 다음과 같이 이해할 수 있다.

- 흥분하여 활발하게 만드는, 교감신경
- 몸을 쉬게 만드는, 부교감신경

교감신경은 인체를 활발한 상태로 만든다. 교감신경이 활성화되면 우리는 흥분, 긴장, 스트레스 등의 반응을 보인다. 의욕과 집중력을 높여 싸워야 할 때 우선적으로 작동하는 신경이다. 개체로서의 생존을 위협받는 상황에서는 교감신경이 활발해지고 불안, 초조, 두근거림 등의 다양한 반응이 나타난다. 갑자기 강한 빛을 봤을 때 동공이 작아지고, 맛있는 음식을 보면 침이 나오고, 혈압이 내려가면 혈관을 수축시켜 혈압을 높이려고 하고, 산소가 필요할 때는 호흡이 빨라지는 현상 등도 모두 마찬가지 맥락이다.

한편, 부교감신경은 인체를 안정시킨다. 부교감신경이 활성화되면 우리는 휴식, 편안함, 쾌유 등의 반응을 보인다. 몸을 쉬게 하고 회복시키는 신경이다. 밤에 자기 전 편안함을 느낄 때나 잠이 들었을 때와 같이 휴식을 취할 때, 느긋하게 호흡을 할 때 등은 부교감신경이 활발해진다.

중요한 것은 이 교감신경과 부교감신경의 균형이 맞아야 한다. 이 상태를 '자율신경이 안정되었다'라고 한다. 우리는 대체로 낮에 활동하므로 교감신경이 활발하게 작용하는 시간이 길다. 이 상태가 계속 이어지면 몸에 쌓인 피로와 손상이 회복되지 않는다. 그래서 인체는 부교감신경을 활발하게 작동하여 몸을 회복시키는 방향으로 움직이게끔 한다. 이 두 개의 자율신경이 조화롭게 작용함으로써 우리는 건강한 마음과 몸의 상태를 유지할 수 있다.

자율신경이란?

사람의 의지로 조절할 수 없는 신경. 교감신경과 부교감신경에 의해 생존과 생명 유지에 관련된 반응을 자동으로 조절한다.

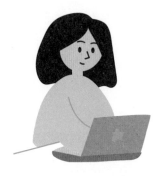 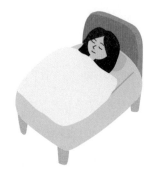

교감신경

- 일을 하거나 운동과 같은
  활동을 할 때
- 흥분했을 때
- 스트레스를 받을 때
  활발해진다.

부교감신경

- 잠을 잘 때
- 편안하게 휴식을 취할 때
  활발해진다.

교감신경과 부교감신경의 균형이 올바른 상태

||

"자율신경이 안정되었다"

자율신경은 뇌를 거치지 않고 활동한다

교감신경과 부교감신경 사이의 전환은 기본적으로 자율신경이 뇌를 통하지 않고 저절로 수행한다. 예를 들어 우리 몸에 단백질이 필요할 때는 소화관이 스스로 조절하여 단백질을 더 흡수하도록 하는데, 이는 뇌가 명령을 내리는 것이 아니라 소화관의 자율신경이 수행하는 것이다. 이미 충분히 영양분을 섭취했을 경우, 더 이상 몸으로 영양분이 흡수되지 않도록 하는 것도 뇌가 아니라 장의 자율신경이 판단하여 흡수력을 떨어뜨린다.

긴장하면 설사를 하거나 변비에 걸리는 사람이 있다. 얼핏 보면 원인이 전혀 다른 증상처럼 보이는데, 스트레스가 장의 자율신경에 영향을 미쳐 설사나 변비를 일으킨다는 점에서 그 원리가 같다. 원래 스트레스는 뇌의 대뇌피질에서 감지하고 시상하부에 영향을 주어 신체 각 부위에 이상을 일으키는데, 한번 특정 부위에 스트레스 경로가 생기면 대뇌와 관계없이 그 부분의 자율신경이 반응한다.

장의 연동운동은 자율신경에 의해 발생하므로 스트레스의 영향을 받으면 바로 설사를 하거나 변비에 걸리는 것이다. 최근, '과민성 대장증후군(IBS)'에 걸리는 환자가 많은데 이 질환은 바로 자율신경의 과잉 반응 때문에 생긴다. 이렇게 소화 과정에서는 고도의 판단을 자율신경이 조절하고 있어 음식과의 관계가 밀접하게 작용한다.

또한 면역도 자율신경의 작용 중 하나다. 자율신경은 몸에 해로운 물질은 제거하고 이로운 물질만을 흡수하려고 한다. 만약 인체에 유해 물질이 들어오면 이에 대한 방어 반응을 보인다. 이러한 면역 작용은 곧 자율신경의 작용이다. 그러므로 자율신경 기능 이상이 생기면 면역 불균형도 발생하기 쉽다.

자율신경의 균형은
왜 깨지는 걸까?

의외로 많이 알려지지 않은 원인, 식사의 불균형

그렇다면 자율신경은 왜 불안정해지는 걸까? 앞서 설명한 대로 일반적으로 스트레스를 받으면 자율신경의 균형이 깨진다고 한다. 대표적인 스트레스는 다음과 같다.

① 장시간 노동, 잔업 등에 의한 과도한 스트레스

② 생활 리듬의 불균형

③ 환경의 변화

④ 호르몬의 불균형(여성 호르몬)

그중에서도 가장 심각한 원인은 업무와 인간관계에서 오는 스트레스다. 업무 압박과 인간관계는 우리에게 상상 이상의 타격을 준다. 현대인들은 책임감에 더해 최근 불경기까지 겹치면서 점점 효율성과 높은 생산성을 요구받는다. 이처럼 과도한 압박은 스트레스의 요인이다.

그래서 휴식이 중요하다. 일과 사생활을 분리하여 밤에는 충분한 수면과 휴식을 취해야 한다. 하지만 컴퓨터와 스마트폰의 보급으로 언제든지 업무 메일을 확인하고 어디서나 일을 할 수 있는 환경이 마련된 현실로 인해 일과 사생활의 경계가 사라진 사람도 많다. 편리해진 만큼 점차 과로와 스트레스가 쌓이기 쉬운 환경이 된 것이다.

이러한 스트레스가 자율신경의 불균형을 초래한다는 사실은 일반적으로 맞는 말이다. 여기에 나는 하나를 더 추가하고자 한다. 바로 '식사의 불균형'이다. 지금부터 자세히 설명하겠지만, 골고루 먹지 않거나 식생활에 문제가 있으면 자율신경의 균형이 무너지고 마음의 불안과 병을 얻기 쉽다.

실제로 자율신경의 균형이 무너져 클리닉을 방문하는 사람들 중에 식사가 문제인 경우가 적지 않다. 이는 당연히 자율신경 기능 이상(다음 항목에서 자세하게 설명)으로 발전하기 쉽다. 자율신경 불균형의 원인이 되는 식사의 유형을 간단히 정리하자면 다음의 세 가지로 요약할 수 있다.

① 당질 중심의 식사

② 장내 환경을 망치는 식사

③ 영양소가 부족한 식사

이 세 가지 원인이 충족되면 인간의 자율신경은 불안정해지고 다양한 병이 생기기 쉽다. 2장에서부터는 자율신경의 균형을 되찾고 몸과 마음의 병을 개선해주는 식사에 대해 하나씩 설명하고자 한다. 이를 바꿔 말하면 자율신경의 균형이 무너진 사람은 식사를 개선함으로써 자율신경도 안정되고 마음의 병도 나을 수 있다는 말이다.

자율신경이 불안정해지면 병원에 가더라도 그 원인을 알 수 없는데, 짜증과 불안감, 공포감, 권태감 등의 증상이 있어 어쩔 수 없이 항우울제나 항불안제 등을 처방받는다. 만일 '증상이 호전되었지만, 매 식사 후 10알 정도의 약을 먹는다' 하는 상황이라면 의미가 없다. 약을 사용하지 않고는 자율신경의 균형을 유지할 수 없다면, 자율신경이 안정되었다고 말하기 어렵다.

나의 클리닉에서는 영양요법(분자교정요법)에 따라 약을 쓰지 않고 우울증이나 자율신경 기능 이상과 같은 마음의 병을 치료하고 있다. 놀랍게도 식사를 개선하고 영양제를 사용하여 필요한 영양소를 섭취하는 것만으로도 극적으로 증상이 호전된다.

그럼 다음 장에서 자율신경 기능 이상에 대해 조금 더 구체적으로 알아보자.

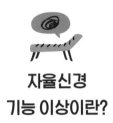

자율신경
기능 이상이란?

자율신경 기능 이상은 병이 아니다

어떤 식사에 문제가 있고 어떤 식사가 좋은지를 이야기하기 전에, 자율신경의 균형이 깨진다는 것이 어떤 상태인지를 먼저 다루고자 한다.

자율신경의 균형이 깨진 상태가 이어지면 '자율신경 기능 이상' 등으로 진단된다. 일반적으로 말하는 자율신경 기능 이상은 다음과 같은 증상을 보인다.

- 갑자기 가슴이 두근거린다.
- 어지럽고 현기증이 난다.

- 구역질이 나고 머리가 아프다.

- 의욕이 사라진다.

- 산만해진다.

- 특별한 일이 없을 때도 불안하거나 공포를 느낀다.

- 정서 불안

- 피해망상

- 우울감

이처럼 자율신경 기능 이상의 증상은 육체적인 증상부터 정신적인 증상까지 그 폭이 넓다.

사실 자율신경 기능 이상은 병이 아니다. 그렇기 때문에 '~병'이라고 말하지 않고, 어디까지나 증상의 하나로 다룬다. 'ICD-10'이라는, 세계보건기구에서 규정한 국제적인 질환 분류에서도 자율신경 기능 이상은 특정 병으로 지정하지 않고 있으며, 정식 영문명도 존재하지 않는다.

일본심신의학회에서는 자율신경 기능 이상을 잠정적으로 이렇게 정의한다. '여러 자율신경계의 부정수소가 있고, 더욱이 임상검사에서는 기질적 병변이 보이지 않으며 현저한 정신장애가 아닌 것'. 이는 추상적인 해석처럼 보이지만 자율신경의 역할을 이해하여 그것이 제대로 기능하지 않는 상태를 나타낸 정의로, 매우 적절하게 요점을 파악한 설명이다.

여기서 쓰인 '부정수소'란 앞서도 언급했지만 두통, 나른함, 두근거림, 짜증, 만성피로 등 자각증상은 다양한데, 병원에서 검사를 하면 아무 이상이 발견되지 않는 상태를 가리킨다. 이럴 때 붙는 진단명(증상을 나타내는 명칭)으로 병명은 아니다. 그런 이유로 자율신경 기능 이상은 나라마다 부르는 이름이 다르다.

자율신경 기능 이상의 치료가 까다로운 이유는 어느 병원에서 진찰을 받아도 검사상에서는 문제가 없다고 나오기 때문이다. 그래서 스스로 무엇이라도 하려고 자기 나름의 치료 방법을 찾아 시판되는 약 등을 부적절하게 사용하는 사람이 적지 않다. 의사도 자율신경 기능 이상 치료에 익숙하지 않으면 바로 심료내과(心療內科, '마음을 치료하는 내과'라는 뜻으로 정신과와 내과가 결합된 진료 과목-옮긴이)나 정신건강의학과 등의 진찰을 권한다. 그 결과 항우울제나 항불안제가 쉽고 부적절하게 처방되는 경우도 적지 않다.

또, 자율신경 기능 이상은 주변의 이해를 얻기 힘들어 환자가 더 큰 스트레스를 받기 쉽다는 점도 문제다.

교감신경이 활발해지면 다양한 증상이 발생한다

자율신경 기능 이상으로 진단받은 사람의 대부분은 교감신경이 활발한 상태가 장시간 계속되는 경향이 있다.

반대편에서 적이 돌격해오는데 뒤에는 벽이 있는 것처럼 생존을 위협받는 상황을 상상해보자. 아마 입이 마르고, 심장이 거세게 뛰고, 근육은 경직되며, 불안할 것이다. 성격에 따라서는 공격적으로 변하는 사람도 있고, 모든 걸 포기한 채 울음을 터트리는 사람도 있을 것이다. 나타나는 증상의 차이가 있을 뿐, 이러한 증상들은 모두 교감신경의 작용에서 비롯된다.

오늘날에는 옛날처럼 소위 '적'에게 공격받을 위험은 없다. 하지만 적을 '외적 스트레스'로 바꿔 말하면, 현대인들은 항상 적의 공격받고 있는 셈이다. 상사로부터의 압박, 가족과의 불화, 장시간 노동과 직장 내 괴롭힘 등 생존을 위협받는 상황에서 나타나는 교감신경의 자동 반응은 인체에 큰 부하가 걸리게 만든다. 이것이 자율신경 기능 이상의 원인이 된다.

자율신경 기능 이상을 방치하면 우울증으로 이어질 우려도 있다. 스트레스를 많이 받으면 우리 몸은 적에게 공격받아 싸워야 하는 상황으로 인식하여 아드레날린 등 흥분했을 때 분비되는 호르몬이 일상에서도 계속 분비되는 상태가 된다. 그러면 진짜 에

너지를 쏟아야 할 상황이나 집중해야 하는 상황에서는 이 호르
몬들이 제대로 분비되지 않는다. 이것이 우울증의 원인으로 이
어진다.

어떤 사람들은 교감신경의 긴장을 해소하기 위해서 알코올
(술)로 효과를 보기도 한다. 이런 경우 자율신경 기능 이상에서
알코올 의존으로 발전하기도 한다.

자율신경의 균형을 맞추는
신경전달물질

자율신경은 어떻게 조절되는가?

자율신경의 작용에는 호르몬이 관여하는 경우가 매우 많다. 아니, 그보다 호르몬을 통해 조절되는 것이 자율신경이라고 이해하면 좋다.

호르몬이란 어느 특정 장소에서 생산되어 다른 장소에서 작용하는 물질을 가리킨다. 부신피질자극호르몬(ACTH)을 예로 들어보자. 이 호르몬은 뇌하수체에서 만들어져 혈액에 분비되고 혈액을 통해 이동하여 부신을 자극하고 기능시키는 물질이다.

이와 달리 뇌에서 만들어진 것은 뇌에서 작용하고, 장에서 만들어진 것은 장에서 작용하는 신경전달물질 호르몬도 있다. 이런 경우, 엄밀한 호르몬의 정의에서는 벗어나지만, 기능상 호르몬과 같은 작용을 하므로 '뇌내 호르몬', '장내 호르몬' 등으로도 불린다.

뇌내 호르몬에 많이 포함된 물질은 노르아드레날린, 도파민, 아세틸콜린, 글루탐산 등의 흥분계 신경전달물질이다. 인간은 동물이기 때문에 언제든지 적에게 공격을 받아도 대응할 수 있도록 이러한 흥분을 촉진하는 호르몬이 체내에 많이 준비되어 있다.

한편, 이러한 물질을 억제하는 것은 'GABA(감마-아미노부티르산)'라는 물질로, 거의 이 물질만이 억제를 담당한다. GABA는 뇌 신경세포의 약 30%를 차지하고 있으며, 흥분한 뇌를 진정시키는 작용을 한다. 억제하는 물질이 더 있어도 좋을 듯하지만, 자연계에서 살아가기 위해서는 위험에 대응할 수 있는 체제가 충분히 갖춰진 이 균형이 가장 적합한 것이다.

또 '세로토닌'이라는, 흥분과 억제를 조정하는 물질도 있다. 우울증의 한 원인으로 세로토닌의 조절 불량을 들 수 있는데, 항우울제 중에는 세로토닌을 조절하는 약이 많다.

인체의 시스템에서 흥분계 뇌내 호르몬만 사용하면 흥분과 억제의 균형이 깨지기 쉽다. 이것이 곧 자율신경 기능 이상이다.

호르몬의 근본, 단백질

호르몬을 만드는 재료는 기본적으로 모두 음식 섭취를 통해 제공된다. 글루탐산, 도파민, GABA 등의 신경전달물질은 모두 식사를 통해 우리 몸에 들어온 영양분으로 만들어진다. 그리고 그 기본은 단백질이다.

뇌에 들어간 단백질은 여러 단계를 거쳐 뇌내 호르몬으로 변한다. 이때 필요한 것이 각 단계에 관여하는 효소와 효소를 작용시키기 위한 영양소다. 예를 들어 진정계의 뇌내 호르몬인 GABA가 만들어지는 과정을 살펴보자. 우선 단백질 성분인 글루타민에 '니아신(비타민B3)'이라는 영양소가 작용함으로써 글루탐산이라는 물질로 변한다. 이는 기억력과 집중력을 높여주는 물질이다.

그리고 글루탐산은 '카르복실라아제(carboxylase)'라는 효소의 작용으로 GABA로 변하는데, 카르복실라아제는 비타민B6가 없으면 작용하지 않는다. 니아신, 비타민B6는 모두 육류와 생선에 포함된 영양소다. 즉, 뇌내 호르몬은 재료가 단백질일 뿐만 아니라, 변화시키는 과정에도 단백질이 필요한 것이다. 만족감이나 행복감을 만드는 도파민, 집중력을 높여주는 노르아드레날린, 우울감을 조절하는 세로토닌, 수면을 조절하는 멜라토닌 등도 그

신경전달물질의 균형

흥분

억제

☑ 노르아드레날린
☑ 도파민
☑ 아세틸콜린
☑ 글루탐산

☑ GABA

조절

☑ 세로토닌

일상생활에서는 주로 흥분계 뇌내 호르몬만 사용되어
흥분과 억제의 균형이 깨지기 쉽다.

3가지 신경전달물질의
균형을 맞추는 것이 중요!

바탕은 단백질이다.

육류와 생선을 섭취하지 않는 채식주의자 중에는 정신적으로 불안정한 사람이 많다. 이는 뇌내 호르몬의 재료인 단백질의 부족이 이유일 수도 있다. 따라서 자율신경 기능 이상을 치료하기 (또는 애초에 멀리하기) 위해서는 단백질을 충분히 보충하는 일이 기본 중의 기본이다.

또한, 4장에서 자세하게 다루겠지만 도파민과 노르아드레날린 등의 생산에 필요한 또 다른 영양소는 '철'이다. '집중력이 떨어진다', '의욕을 잃어버렸다', '행복감이 줄었다', '잠을 못 잔다' 등의 증상이 나타나면 많은 사람은 심료내과나 정신건강의학과를 찾아가려고 한다. 그러나 근본적인 원인은 철 결핍으로 인해 뇌내 호르몬이 부족해졌을 가능성이 크다.

특히 여성은 월경으로 인해 남성보다 철 결핍이 많이 일어난다. 여기에 더해 다이어트를 이유로 육류와 생선의 섭취를 피할 경우, 철 결핍이 더 심해진다. 따라서 어떠한 정신적인 증상이 나타난 경우, 항우울제 복용보다 우선 육류를 섭취하여 철을 보충해보는 것이 좋다.

그러나 그것만으로는 충분한 영양을 섭취할 수 없어 좀처럼 증상이 개선되지 않는 경우가 있다. 이럴 때 부족한 영양소를 찾아 영양제로 섭취하면 우리 몸을 필요한 물질을 생산해낼 수 있는 상태로 만들 수 있다. 이것이 나의 전문 영역인 '분자교정요법'이라는 영양요법이다.

올바른 식사법으로 자율신경 불균형을 개선한다

올바른 식사로 영양을 섭취하는 치료법

분자교정요법은 소위 말하는 '식이요법'과는 다르다. 식이요법은 식사량과 영양소의 균형을 맞춰 고혈압이나 당뇨병 등의 질환을 조절하는 방법이다.

한편 분자교정요법은 식사와 영양 보충제를 이용해 부족한 영양소를 채워 우울증이나 자율신경 기능 이상, 부정수소, 공황장애와 같은 심신의 불안정을 개선하는 치료법이다. 심신 불안정의 원인이 영양소 부족에 있다는 점에서 출발하여, 적합한 음식을 적절한 양만큼 균형 있게 먹으면 세포가 활기차고 건강해진다는 사고방식에 기반을 두고 있다.

세계보건기구가 발표한 '부정수소' 치료 가이드에서는 부정수소가 명백한 병이 아니라는 점을 명확하게 밝히고 있다. 그다음, 선진국이라 할지라도 비타민과 필수 영양소의 결핍은 발생하고, 이 결핍이 부정수소의 원인이 되므로 주의해야 한다는 내용이 명시되어 있다.

즉, 세계보건기구에서도 영양 불균형이 부정수소(=자율신경 기능 이상)로 이어진다고 제언하고 있는 것이다. 하지만 의료 전문가일수록 이 부분에 주목하지 않는다. 어떤 경우에는 대학병원의 훌륭한 의사도 환자에게 그저 치료를 포기하라거나 기분 탓이라고 말하기도 한다.

여기서는 분자교정요법이 무엇인지를 간단하게 조금 더 설명하고자 한다.

호퍼 박사, 영양소 결핍에 착안하다

분자교정요법은 역사적으로 정신 질환의 치료법으로 시작되었다. 우울증, 공황장애, 조현병 등의 치료법으로 확립된 분자교정요법은 현재도 이어지고 있다. 요즘에는 정신 질환에 더해 암, 알레르기 등의 만성 질환도 영양적인 접근을 통해 치료하는 방법으로 주목받고 있다.

분자교정요법의 역사는 1960년대에 시작되었다. 그 무렵 미국 남부에서는 피부가 거칠어지고 중증이 되면 망상과 환각이 나타나는 병이 퍼지고 있었다. '펠라그라(pellagra)'라고 불리는 질환이었다. 펠라그라는 옥수수 전분으로 만들어진 빵을 자주 먹던 주민들에게 그 증상이 많이 나타났다. 즉, 영양의 불균형이, 구체적으로는 니아신(비타민B3)의 결핍이 그 원인으로 알려졌다. 한편 그즈음 정신과 영역에서 망상과 환각을 호소하는 조현병은 원인 불명의 병으로 다루어져 환자들을 강제로 병원에 입원시키는 일이 많았다.

이를 두고 당시 비타민 연구자였던 아브람 호퍼(Abram Hoffer) 박사는 니아신에 주목했다. 호퍼 박사는 니아신의 결핍이 중대한 정신 질환(조현병)으로 이어질 수 있다는 가설을 세웠다. 원래 영양학자였던 그는 다시 한 번 의학부에서 공부하여 정신과 의사로 재출발했다. 이후 그는 니아신의 대량 섭취로 조현병이 개선되는 실험 결과를 발표했다.

그런데 마침 그 무렵, '강력신경안정제'라고 불리는 강한 항정신병약이 개발되었다. 강력신경안정제는 현재도 사용되고 있으며, 그 약을 처방하면 확실히 환각과 망상 증상이 좋아진다. 다만 지나치게 강한 작용으로 얼굴 표정과 본인다운 모습까지 잃어버리는 부작용이 뒤따랐다.

그럼에도 불구하고 치료법이라고는 강제 입원밖에 없었던 조현병 치료에서 강력한 치료 효과를 내는 강력신경안정제는 주목을 받을 수밖에 없었다. 이런 가운데에 그 약을 판매하고자 했던 제약회사에 의해 호퍼 박사의 위대한 연구 성과인 니아신 요법은 어둠 속으로 사라져버리고 만다.

최근 주목받기 시작한 영양요법

다행스럽게도 호퍼 박사의 접근법에 흥미를 지닌 사람들이 있었다. 그중 특히 유명한 사람이 미국의 물리화학자인 라이너스 폴링(Linus Pauling) 박사다. 폴링 박사는 몸 안의 효소 반응에 관한 신화학결합론이라는 연구로 1954년에 노벨화학상을 받았다. 1962년에는 핵무기 폐지 운동으로 노벨평화상도 수상했다.

폴링 박사는 비타민 치료 연구에도 힘썼는데, 특히 비타민C의 효용을 주장했다. 그러나 그는 화학자였고 의사나 영양학자가 아니었기 때문에 그의 이런 주장은 당시 전문가들로부터 격렬한 비난을 받았다. 그러던 중에 폴링 박사는 뇌내 영양소의 균형이 깨져 정신 증상이 나타난다는 호퍼 박사의 연구를 발견하고 그와 공동 연구를 개시했다.

하지만 분자교정요법은 그렇게 쉽게 보급되지 않았다. 흥미가 있는 의사들이 근근이 연구했을 뿐, 저명한 의학 잡지에서는 논문조차 실어주지 않았다. 약제를 사용하지 않고 영양소로 정신 증상을 치료한다는 호퍼 박사의 방법에 사회적으로 위화감과 반발이 있었기 때문이다. 어쩔 수 없이 호퍼 박사는 스스로 작은 학회를 설립하고, 학회지도 꾸준히 발간했다. 그러나 학회지의 내용은 의사들이 논문 검색을 하는 사이트에 이후에도 줄곧 게재되지 못했다.

그들의 착실한 활동이 드디어 빛을 보게 된 때는 2005년이었다. 미국의 유명한 의학 잡지에 고농도 비타민C가 암세포를 사멸시킨다는 논문이 발표된 것이다. 이 연구의 기초를 닦은 것은 말할 것도 없이 폴링 박사다. 덕분에 그 논문의 참고문헌에는 폴링 박사의 이름이 많이 등장했다. 이렇게 해서 분자교정요법이라는 치료법이 겨우 세상에 알려지게 된 것이다.

영양부족에 따른 질환은 드물지 않다

앞서 짧게 언급했던 펠라그라 이야기로 돌아가보자. 이 펠라그라의 치료에는 흥미로운 역사가 숨겨져 있다. 20세기 전반, 미국 남부에 사는 흑인들에게 유독 펠라그라가 매우 많이 발생했다. 환자 수가 전혀 줄지 않는 상황을 두고 미국 정부를 향한 폭동이 발생할 정도로 사회적으로 큰 문제였다. 당시 펠라그라는 지역 편재성이 있다는 점에서 풍토병(그 지역 특유의 질환)으로 여겨졌다. 또 너무나도 환자가 많았기 때문에 감염증이라고도 생각되었다.

펠라그라의 원인 규명에 착수한 사람은 다양한 병의 원인을 규명해낸 실적이 있던 공중위생국의 의무관 조셉 골드버거(Joseph Goldberger)였다. 그는 당시 의학서와 논문을 철저하게 조사했지만, 펠라그라의 원인 규명에는 아무런 도움도 받을 수 없었다. 다만 골드버거는 어떤 사실을 알아차렸다. 무슨 이유에서인지 의료 관계자들에게서는 펠라그라가 전혀 발병하지 않았다는 점이다.

감염증이라면 입원 환자로부터 감염될 확률이 높다. 그런데도 의료 관계자들에게서는 이 병이 전혀 발병하지 않았다는 사실은 '펠라그라는 감염증이 아니다'라는 가설을 세우게 했다. 이윽고 골드버거는 음식으로 눈을 돌려 관찰을 시작했다. 그 결과, 의료 관계자들은 육류, 치즈 등 단백질을 풍부하게 섭취하는 데 비해 가난한 흑인과 입원 환자들은 옥수수만 먹고 있었다. 골드버거의 머릿속에

하지만 주변 사람들은 좀처럼 그 사실을 믿지 않았다. 결국 그는 사실을 증명하기 위해 아내와 함께 환자의 콧물까지 먹기에 이른다. 감염증이라면 환자의 콧물을 먹은 골드버거와 그 아내도 펠라그라에 감염되어야 했다. 하지만 결과는 그렇지 않았다. 이후 골드버거는 펠라그라 환자들에게 육류와 치즈를 먹도록 하여 짧은 시간 내에 회복하는 모습을 실증해낸다.

영양실조 때문에 생기는 질환의 역사에는 이러한 일화가 많다. 또 다른 예로 청일전쟁 때 전쟁에 나간 병사들에게 흰쌀을 중심으로 식사를 공급한 결과, 비타민B1 결핍에 따른 각기병(脚氣病)으로 많은 병사가 목숨을 잃은 이야기도 유명하다.

니아신 결핍으로 발생하는 펠라그라의 정신 증상이 조현병의 증상과 유사하다는 점에서, 니아신 요법을 확립한 호퍼 박사의 판단은 오늘날 최첨단 연구를 통해 이론적으로 옳았다는 사실이 확인되기 시작했다.

다음 장에서는 자율신경을 안정시키는 식사와 영양소에 관해 알아보도록 하겠다. 앞서도 언급했듯이 자율신경의 불균형을 일으키는 식사로는 대표적으로 다음의 세 가지가 있다.

① 당질 중심의 식사

② 장내 환경을 망치는 식사

③ 영양소가 부족한 식사

2장에서는 이와 같은 식사를 벗어나 자율신경의 균형을 맞춰 주는 식사에 대해 살펴보고자 한다.

2장

혈당치를 안정시키면
살이 빠지고
마음이 편안해진다

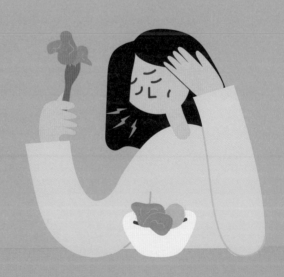

쉽게 피로하고 불안한 이유는
당질 때문이다?!

자율신경을 불안정하게 만드는 주요 원인, 당질

당질은 말할 것도 없이 우리 몸의 에너지원 중 하나다. 뇌에서 근육, 내장에 이르기까지 중요한 역할을 담당한다. 당질이라고 하면 설탕을 떠올리는 사람도 많겠지만, 다양한 종류가 있으며 크게 다음의 세 가지로 나눌 수 있다.

- 단당류: 포도당, 과당
- 이당류: 자당(설탕), 맥아당, 유당
- 다당류: 전분(덩이줄기 채소, 곡류, 콩류 등)

당질에는 단당류와 이당류처럼 단맛이 나는 것도 있고, 다당류처럼 달지 않은 것도 있다. 우리가 주식으로 먹는 흰쌀과 빵과 같은 탄수화물에도 당질이 많이 포함되어 있다. 최근 당질 제한 다이어트가 인기를 끌면서 '당질=탄수화물'이라고 생각하는 사람이 있는데, 이는 올바르지 않다. 탄수화물은 당질과 식이섬유로 구성되어 있다.

그럼 지금부터 본론으로 들어가보자. 우선 자율신경의 불균형과 당질의 관계를 살펴보고자 한다.

자율신경 기능 이상인지 아닌지는 차치하고, '사소한 일로도 걱정이 된다', '쉽게 피로하다', '항상 불안하다'와 같은 고민을 하는 사람들이 많을 것이다. 이러한 사람들은 왠지 몸이 안 좋을 때 단 음식을 먹으면 상태가 좋아지는 경험을 자주 한다. 나의 클리닉에 오는 환자 중에도 약간의 불안함을 느끼거나 가슴이 두근거릴 때, 패스트푸드 가게에 가서 셰이크를 사서 마시면 기분이 회복된다는 분도 있다.

그렇다면 왜 단 음료를 섭취하면 마음이 안정될까? 그 이유는 혈당치가 급상승하기 때문이다. 그런데 단 음식이나 음료로 혈당치를 반복해서 높이면 자율신경의 불균형은 더욱 심각해져만 간다.

혈당치란 혈액 속에 있는 포도당의 농도를 말한다. 앞서 설명한 대로, 포도당은 우리 몸의 에너지원으로 쌀이나 빵, 곡물류 등의 당질에 포함되어 있다. 이것들을 먹으면 소화효소의 작용으로 분해되어 포도당의 형태로 우리 몸에 흡수되고 혈액을 통해 온몸에 공급된다. 혈당치란 혈액 중의 포도당 농도를 말하므로 혈액검사로 측정이 가능하며 당뇨병의 진단 기준으로 삼는다.

즉, 당질이 포함된 식사를 하면 혈당치가 올라간다. 혈당치가 올라가면 췌장에서 '인슐린'이라는 호르몬이 분비되어 혈당치를 내리려는 작용을 한다. 대체로 식후 1시간이 지나면 혈당치가 최고조로 상승하고, 2~3시간 후에는 공복 시 혈당치까지 완만하게 내려가 그 후에는 일정하게 유지된다.

반대로 혈당치가 공복 시보다 떨어지게 되면 우리 몸은 코르티솔, 아드레날린, 노르아드레날린 등의 호르몬을 분비해 아미노산 등을 재료로 하여 주로 간에서 포도당을 생산한다. 즉, 우리 몸은 혈당치를 안정시키는 시스템을 원래 가지고 있는 셈이다.

혈당치가 안정되면 뇌에는 충분한 양의 포도당이 공급된다. 마음도 안정된 상태가 되는 것이다. 그러나 혈당치가 너무 높거나 너무 떨어지면, 항상 인슐린과 아드레날린 등의 호르몬이 지나치게 분비되는 상태가 된다.

이 상태가 되면 본래 필요할 때 분비되어야 할 호르몬이 분비되지 않거나 호르몬의 작용이 약해지기도 한다. 이로 인해 혈당치가 불안정해지고 자율신경뿐만 아니라 나아가서는 정신적으로도 불안정한 상태가 된다.

당질이 자율신경의 균형을 깨뜨리는 메커니즘

본론으로 되돌아가면, 단것이 먹고 싶어지거나 단것을 먹으면 마음이 차분해지는 사람은 혈당치의 변동이 크게 안정되지 않은 상태다. '저혈당증'이라고 하면 혈당치가 낮은 병처럼 생각하기 쉬운데, 실제로는 혈당치의 변동이 큰 혈당 조절 장애를 가리킨다.

이런 사람의 경우, 혈당치가 급격하게 떨어지면 증상이 나타나기 때문에 반대로 혈당치가 올라가면 안정을 되찾는 것이다.

저혈당 상태가 아니더라도 초콜릿, 과자, 탄수화물 등을 수시로 먹으면서 혈당치의 균형을 맞추는 사람이 많다. 이것이 곧 '자율신경이 불안정하다'라는 뜻은 아니지만, 그러한 식습관은 자율신경의 균형이 깨지기 시작할 때 자주 나타나는 증상이다. 실제로도 자율신경 기능 이상 환자에게는 당질을 선호하는 경향이 나타난다. 이 당질 섭취야말로 더욱더 자율신경을 망치는 원인 중 하나다.

당질이 자율신경을 깨뜨리는 메커니즘은 다음과 같다. ① 당질 섭취 → ② 혈당치가 올라간다 → ③ 인슐린이 분비되어 혈당

당질이 자율신경의 균형을 깨뜨리는 흐름

당질 섭취

↓

혈당치가 올라간다

↓

인슐린이 분비되어 혈당치가 내려간다

↓

혈당치가 지나치게 내려가면 위험하므로 뇌내 호르몬이 혈당치를 높인다

↓

과도하게 뇌내 호르몬이 분비되는 체질로 변한다

"이렇게 당질이 자율신경의
불균형을 초래한다"

치가 내려간다(+지방이 합성된다) → ④ 혈당치가 지나치게 내려가면 위험하므로, 뇌내 호르몬이 혈당치를 높인다 → ⑤ 과도하게 뇌내 호르몬이 분비되어 자율신경의 균형이 깨진다.

참고로 혈당치를 높이는 호르몬은 많은데, 혈당치를 내리는 호르몬은 오직 인슐린뿐이다. 게다가 인슐린은 원래 혈당치를 내리는 호르몬이 아니라 지방을 합성하는 호르몬이다. 태고부터 인간은 생존을 위해서 우연히 당질을 제대로 섭취하게 되면, 굶주림에 대비해 그 당질을 지방으로 합성해둘 필요가 있었다. 이 과정에서 인슐린이 사용된다.

따라서 하루에 세 번이나 당질(탄수화물)을 섭취하는 식사는 인체에 그다지 좋지 않으며, 이 때문에 갖가지 건강상의 문제가 발생할 가능성이 있다.

당뇨병 환자는 우울증이 병발하기 쉽다

특히 '혈당 스파이크'라고 불리는, 혈당치가 급상승하는 증상이 있는 사람은 주의가 필요하다. '스파이크(spike)'는 뾰족한 '못'을 의미하는데, 그래프에서 혈당치가 급상승하는 모습이 못처럼 보인다고 하여 붙여진 이름이다. 일반적으로 식후 혈당치가

140mg/dl 이상일 경우 혈당 스파이크라고 부른다. 혈당 스파이크는 당뇨병 환자뿐만 아니라 건강검진에서 별다른 이상이 없는 사람에게서도 많이 보인다.

참고로 당뇨병 환자는 우울증 병발(竝發, 두 가지 이상의 일이 한꺼번에 일어나는 것-옮긴이)이 정상인보다 2배 이상인 것으로 관찰된다. 더욱이 당뇨병 증상이 심할수록 우울증 증상도 심각해진다고 밝혀졌다. 그런 이유로 현재 일본당뇨병학회에서는 당뇨병 환자에게 우울증의 조기 발견을 위해 정신건강의학과 등을 찾도록 권고하고 있다.

그러나 이것만으로는 근본적인 치료가 되지 않는다. 우울증의 큰 원인으로 혈당치의 변동을 생각할 수 있으므로 우선 혈당치를 조절해야 한다. 동시에 단백질 섭취, 부족한 비타민·철 등의 미네랄을 보충하여 약이 아닌 자연적인 작용으로 우울증을 예방하는 물질을 만드는 일이 필수다.

그런데 현실에서는 '당뇨병=칼로리 제한', '신장병=단백질 제한'과 같은 오래된 인식이 지금까지 고쳐지지 않고 있다. 당뇨병에 대해서는 미국당뇨병학회가 당질 제한을 치료법의 하나로 추가했기 때문에 일본당뇨병학회도 이를 점차 받아들이는 추세다. 정서상 갑작스러운 인식 변화가 어렵긴 하겠지만 향후 변화를 기대해본다.

2주 만에 혈당치를 안정시키는
식사법

당질 제한 식사가 자율신경을 안정시킨다

혈당치의 안정이야말로 자율신경의 균형을 맞추는 가장 중요한 방식이다. 혈당치의 급격한 상승과 저하가 반복되는 상태는 정신의 불안정, 즉 자율신경의 불균형으로 그대로 이어지기 때문이다.

그렇다면 혈당치를 안정시키는 식사란 무엇일까? 가장 손쉬운 방법은 '당질 제한'이다. 에너지원의 3대 영양소인 단백질, 당질, 지질 중에서 당질을 제한하거나 섭취량을 조절하는 것이다. 흰쌀과 빵, 면류 등의 당질을 제한하는 식생활을 우선 2주 정도 지속하면 혈당치는 안정된다. 당질 제한을 하면 혈당치가 극단적으로 올라가거나 내려가지 않는다. 이로 인해 혈당치가 안정된 상태가 되어 불필요하게 호르몬이 지속해서 분비될 우려도 사라진다.

앞서 설명한 대로 자율신경의 안정을 위해서는 급격한 혈당치 상승이 발생하지 않도록 하는 것이 중요하다. 그러나 당질이 많은 식사를 하면 혈당치는 갑작스럽게 상승한다. 당질은 에너지원 중 하나이기는 하지만, 요즘 현대인의 식사에는 아무래도 당질이 많이 포함되어 있다.

이는 마트나 편의점에 가보면 알 수 있는데, 식품 코너에 진열된 음식은 대부분 당질이 많은 탄수화물을 중심으로 만들어졌다. 삼각김밥과 도시락, 덮밥, 파스타, 빵, 디저트, 청량음료, 스낵, 초콜릿 과자 등 당질이 적은 음식을 찾는 쪽이 어려울 것이다.

채소 주스를 마신다고 해도, 실은 거기에도 당질이 많다. 최근에는 칼로리를 낮춘 주스 종류가 많이 팔리는데 제품 뒷면의 성분표를 보면 생각과 달리 당질이 많이 포함되어 있어서 놀랄 것이다.

외식의 경우도 대부분이 탄수화물에 지배당한 실정이다. 외식 메뉴에는 라면, 파스타, 정식, 우동, 메밀국수, 소고기덮밥, 튀김덮밥 등 여러 가지가 있는데, 주요 메뉴에 쌀밥과 면류가 반드시 세트로 구성되어 있다.

이처럼 현대인이 의식하지 않고 평소 먹던 대로 식사를 한다면 반드시 당질 과다 상태가 된다. 당질이 많은 식사는 자율신경의 균형을 무너뜨리는 원인이 될 뿐만 아니라 비만이나 당뇨병, 우울증으로도 이어진다.

당질 제한으로 얻을 수 있는 엄청난 장점들

지금까지 설명한 것처럼 당질을 제한하면 많은 장점이 따라온다.

- 자율신경의 균형을 잡을 수 있다.
- 식후 졸음이 사라진다.
- 살이 빠진다.
- 집중력이 높아진다.
- 급격한 노화가 발생하지 않는다.
- 당뇨병과 우울증 등의 위험성이 낮아진다.

이렇게 당질 제한 식사를 하면, 다방면에 걸쳐 좋은 일만 생긴다.

당질 대신 섭취해야 할 식사

탄수화물 등을 절제하면 갑자기 식생활이 변하게 된다. 이렇게 말하면 무엇을 먹어야 좋을지, 먹을 수 있는 음식이 줄어드는 것은 아닐지 걱정할지도 모르겠다. 그러나 절대 걱정할 필요가 없다. 당질 대신 섭취해야 할 영양소는 단백질이다. 앞서도 설명했듯이 현대인이 의식하지 않고 평소 먹던 대로 식사를 하면 탄수화물 섭취가 많은 식생활을 하게 된다.

사실 인류사를 살펴보면 인류 출현 이후 대부분의 기간 동안 인간은 단백질과 지질 중심의 식생활을 했음을 알 수 있다. 인간이 지구상에 나타난 것은 약 400만 년 전이라고 한다. 당시 인간은 사슴이나 멧돼지 등을 사냥하고 바다에서 물고기를 잡아먹었다. 물론 나무 열매 등도 따서 먹었지만, 이는 어디까지나 매우 적은 양으로 주식은 수렵을 통해 얻은 고기와 물고기였다.

이 생활은 농경이 시작되기 전까지 내내 이어졌다. 농경이 시작된 시기가 약 1만 년 전이라고 생각되므로, 약 399만 년 동안 인간은 대부분 고기와 생선을 섭취하고 당질은 섭취하지 않는 식생활을 이어왔다고 볼 수 있다.

바꿔 말하면 오늘날 현대인은 단백질 섭취가 부족하다. 당질은 섭취하지 않아도 되지만, 단백질은 섭취해야 한다. 쉽게 말하면 '육류와 생선을 많이 먹어야 한다.

단백질은 동물성과 식물성 중 무엇이 좋을까?

단백질은 동물성과 식물성으로 나뉘므로, 육류와 생선 이외의
음식에서도 단백질을 얻을 수 있다.

동물성 단백질

- 닭고기, 돼지고기, 소고기
- 생선과 굴 등의 어패류
- 달걀, 치즈 등의 유제품

식물성 단백질

- 대두, 풋콩 등의 콩류
- 호두 등의 견과류

그렇다면 동물성 단백질과 식물성 단백질 중 무엇이 더 좋은 것일
까? 답은 동물성 단백질이다.

얼핏 식물성 단백질이 더 안전하고 건강에 좋다고 생각하는

사람도 있을 것이다. 이는 텔레비전 광고 등의 영향으로 '동물성보다 식물성이 건강에 좋다'라는 이미지가 뿌리 깊게 남아 있기 때문이라고 생각한다.

그러나 식물성 단백질이 건강에 좋다는 생각은 착각에 지나지 않는다. 식물성 단백질도 틀림없는 단백질이며 섭취한다고 해서 우리 몸에 나쁜 영향을 미치지는 않지만, 나는 동물성 단백질을 권장한다.

동물성 단백질이 좋은 이유는 간단명료하게 다음의 세 가지로 정리된다. 첫째, 필요량을 섭취하기 쉽다. 둘째, 필수 아미노산과 비타민, 미네랄이 풍부하다. 셋째, 사람과 같은 동물로부터 얻은 영양분이므로 체내에서 활용하기 쉽다. 그럼 각각의 내용에 대해 하나씩 자세히 짚어보도록 하겠다.

동물성 단백질은 식물성 단백질과 비교하면 일정량을 손쉽게 섭취할 수 있다. 예를 들어 호두나 대두 등에서 단백질을 일정량 섭취하고자 한다면 매우 많은 양을 먹어야 한다. 식사 자체로도 만족감이 없으며, 대량으로 사는 것과 먹는 것 모두 어렵다. 그러나 육류라면 300g의 스테이크 한 토막으로 필요량의 충분한 섭취가 가능하다. 매일 스테이크를 먹기는 어렵겠지만, 아침, 점심, 저녁에 한두 종류씩 육류와 생선, 달걀 등을 준비하면 충분한 양의 단백질을 섭취할 수 있다. 즉, 간편하고 만족할 만한 식사를 하면서 단백질을 섭취하는 것이다.

두 번째와 세 번째 이유는 한꺼번에 기억해두면 좋다. 예를 들어 붉은 살 소고기와 간, 참치 등과 같은 동물성 단백질은 철과 아연 등의 미네랄과 함께 비타민B군 등의 영양소도 함께 섭취가 가능하다.

식재료나 식품으로 섭취할 수 있는 철은 '헴철(heme iron)'과 '비헴철(nonheme iron)'이 있는데 헴철은 동물성 단백질로부터, 비헴철은 식물성 단백질로부터 얻어진다. 4장에서 자세히 설명하겠지만, 인간은 만성적 철 부족 상태로 특히 여성은 아무리 음식을 통해 섭취해도 늘 철이 부족한 상태다.

그런데 철이라고 해서 다 좋은 것이 아니라 철의 흡수율이 중요하다. 헴철과 비헴철 중 흡수율이 높은 것은 동물성 단백질에서 얻을 수 있는 헴철이다.

철뿐만 아니라 비타민B군도 식물성 단백질보다 동물성 단백질에 풍부하게 포함되어 있다. 1장에서도 소개했듯이 세로토닌과 GABA와 같은 신경전달물질을 만들기 위해서는 니아신과 같은 비타민B군이 필요하다.

즉, 자율신경의 균형을 유지하고 싶다면 혈당치를 안정시키기 위해 당질 섭취를 조절함과 동시에 동물성 단백질을 충분히 섭취하는 것이 중요하다.

당질 제한 식사로 평균수명도 늘어난다!?

예전에 '신종 영양실조'라는 문제가 제기된 적이 있다. 신종 영양실조의 정의 중에는 혈액 중의 알부민 부족, 즉 단백질 부족도 포함된다.

신종 영양실조는 다양한 연령층과 소득층에 걸쳐서 나타나며 건강에 신경 쓰는 사람에게서도 많이 보인다. 신종 영양실조의 증상으로는 빈혈, 뇌출혈, 폐렴, 골절, 결핵 등의 감염증, 골다공증 등이 있다.

일본 아키타현(秋田県)의 다이센시(大仙市)는 이러한 문제를 인식하여 시민의 식생활에 지방자치단체 행정이 개입한 대표적 사례다. 다이센시는 뇌경색 환자 등이 많았을 뿐만 아니라 시민들의 평균수명도 짧아 불명예스러운 기록을 매우 오랫동안 경신해왔다. 이런 상황을 개선하고자 지자체에서 움직인 것이다.

대상은 65세 이상의 시민 1,000명이었다. 다이센시는 이들에게 매일 열 가지 종류의 식재료를 섭취하도록 체크리스트를 배부했다. 찐 생선을 으깨어 말린 것을 먹어도 육류에 표시하게 하고, 김 한 장을 먹었더라도 해조류에 표시하도록 했다.

이 체크리스트는 남성은 하루에 60g, 여성은 하루에 50g의 단백질을 섭취할 수 있도록 구성되었다. 하루에 그만큼의 단백질을 섭취하려면 육류의 경우 300g, 생선의 경우 3~4토막, 달걀의 경우 10알은 먹어야 한다. 이를 매일 지속하기는 불가능하므로 열 가지 종류의 음식을 골고루 먹어 단백질의 일일 필요량을 보충하는 것이다.

이후 추적조사를 14년 동안이나 계속하며, 해당 체크리스트에 맞춰 식사를 한 시민들을 대상으로 건강진단을 한 결과, 이들의 알부민 수치가 제대로 상승했다. 또 이전보다 육류와 달걀 등을 자주 먹게 되었고, 지질의 섭취량도 늘어서 동맥경화가 개선되고 평균수명도 전국 평균을 따라잡게 되었다.

일반적으로 육류와 달걀 등을 많이 섭취하면 콜레스테롤과 중성지방의 증가로 이어진다고 하는데, 조사 결과 실제로 특별한 영향은 없었다. 이 결과는 일본 전역에서 균형 잡힌 식사란 무엇인가를 다시금 생각하게 만드는 계기가 되었다.

진정으로 건강을 생각한 균형 잡힌 식사란 다채로운 식재료를 통해 충분한 양의 단백질을 섭취하는 것이다. 이는 물론 자율신경의 균형을 잡는 방법이기도 하다. 일본의 후생노동성(우리나라의 보건복지부 같은 행정기관-옮긴이)도 2015년도부터 국민 영양 지도를 통해 단백질 섭취를 장려하고 있다.

인간의 뇌는 탄수화물 없이도
충분히 움직인다

당질 제한은 위험하다는 거짓말

지금까지의 설명을 듣고 혹자는, 당질 제한 식사를 하면 '영양 균형이 무너지지는 않을까', '반대로 위험성은 없을까', '살이 찌지는 않을까' 하는 불안이 고개를 들지도 모른다. 하지만 그런 걱정을 할 필요는 없다. 인간에게는 원래 당질이 대부분 필요 없다.

당질은 우리 몸의 에너지원이 되는 '3대 영양소'이기는 하지만, 필수 영양소는 아니다. '당은 뇌의 에너지원', '단것을 먹으면 뇌가 활발해진다'와 같은 말을 들은 적이 있을 텐데, 이는 20세기의 미신이다.

장시간에 걸친 일이나 공부로 머리를 쓰게 되면 단 음식을 먹고 싶어질 때가 있다. 정확하게 말하면 집중력을 유지하기 위한 세로토닌과 노르아드레날린 등이 필요해서 그 분비에 요구되는 당질을 원하게 되는 것이다. 초콜릿 등을 먹고 당을 보충하면 세로토닌 등이 분비되기 때문에 머리가 맑아진 느낌이 든다.

확실히 피곤할 때는 뇌에 안정적인 에너지를 공급하는 것이 중요한데, 이때 그 에너지 공급원이 꼭 당일 필요는 없다. 오히려 혈당치에 의존하여 무리하게 뇌내 호르몬을 늘리면 당 의존이나 저혈당증과 같이 혈당치가 불안정해지거나 자율신경의 균형이 무너지는 등 오히려 건강에 위험하다.

지금까지는 포도당이 뇌와 인체의 필수적인 에너지원으로 여겨졌는데, 당이 부족하면 우리 몸에서는 그것을 대신한 에너지원을 만들어낸다는 사실이 밝혀졌다. 이것이 이어서 소개할 다른 에너지원인 '케톤체(ketone body)'다.

케톤체가 뇌세포를 움직인다

체내에 당이 부족하면 우리 몸은 대신 체내의 지방을 연소시켜 에너지원으로 만드는데, 이때 간에서 만들어지는 것이 케톤체다.

케톤체는 '아세톤', '아세토아세트산', '베타-하이드록시부터

르산'이라는 세 가지를 합친 물질을 가리키는데, 주성분은 베타-하이드록시부티르산과 아세토아세트산이다.

지방세포 안에 있는 '트라이글리세라이드(triglyceride)'라는 지질을 구성하는 지방산이 간에서 대사(代謝)을 거치면, 앞에서 말한 세 가지 주성분으로 다시 만들어져 케톤체가 되고, 이는 혈액 중의 에너지원으로 변한다.

케톤체가 대단한 점은 지방산과는 달리 수용성이기 때문에 혈액 중에 쉽게 녹고 세포막과 혈액뇌관문(혈액과 뇌 조직 사이에 존재하는, 내피세포로 이루어진 관문. 다른 장기의 내피세포와는 달리 세포들 사이가 매우 치밀하므로 약물이 잘 투과되지 않는다-옮긴이)을 쉽게 통과할 수 있다. 그래서 심장과 신장, 근육 등 전신의 조직과 기관으로 옮겨진다. 그리고 케톤체는 혈중 농도가 높아지면 뇌의 에너지원으로도 사용할 수 있다.

즉, 단백질과 지질 중심의 식생활을 함으로써 지금까지 당에 의존했던 뇌의 에너지원을 케톤체로 전환할 수 있다는 의미다. 케톤체 중심의 생활을 하면 당질을 섭취하고 싶은 강한 욕구도 사라지고, 혈당치가 불필요하게 올라가거나 내려가는 일도 없어져 자율신경의 균형이 잡힌 몸이 된다.

태아의 에너지원도 케톤체

닭의 알은 따뜻하게 해주기만 하면 이후 부화하여 병아리가 태어난다. 이때 알 속에 단백질과 콜레스테롤은 포함되어 있지만, 당질은 거의 없다. 이것은 무엇을 의미하는 것일까? 바로 '생명에게 당질은 원래 필요하지 않다'라는 사실이다. 다만 닭과 달리 태아는 모체의 태반을 통해 포도당을 얻고 그것을 에너지원으로 삼아 성장한다는 것이 일반적인 이해다.

그런데 이와 다른 이론을 주장한 사람이 있다.《지방의 진실 케톤의 발견(ケトン體が人類を救う)》의 저자이자 나와도 친분이 있는 의사 무네타 테츠오(宗田哲男) 선생님이다. 무네타 선생님은 당뇨병에 걸렸었는데, 당질을 제한한 육류 중심의 식생활을 하면서 극적으로 당뇨병이 개선되었다고 한다. 산부인과 의사인 무네타 선생님은 혈당치 조절을 힘들어하는 임신부가 많은 것을 보고 임신성 당뇨라는 임신부 특유의 당뇨병을 어떻게 해결할 수 있을지 고민하게 되었다.

그러던 어느 날, '태아는 무엇을 재료로 에너지원을 얻는가'라는 의문이 들었다. 그래서 환자들의 동의를 얻어 출산 시 제대혈(분만 후 산모와 태아를 연결하는 탯줄에서 얻은 혈액-옮긴이)을 채취하여 거기에 포함된 케톤체 농도를 측정해보기로 했다. 그 결과, 어떤 이유에서인지 태아는 엄마에게서 당질은 거의 얻지 않았고, 케톤체를 얻었다는 사실이 밝혀졌다.

혈액에 포함된 적혈구는 당질(포도당)이 없으면 살 수 없다. 혈액은 산소를 온몸으로 옮기는데 그 과정에서 당질이 없어서는 안 된다. 그러나 태아는 모체로부터 당질을 얻고 있지 않았으므로 스스로 만들 수밖에 없다.

이는 '당신생(糖新生, 비탄수화물로부터 당류를 생산하는 것-옮긴이)'이라고 불리는 작용으로 태아는 이 작용으로 필요한 당질을 보충한다. 태내에서 성장하려면 에너지가 필요하므로 태아는 케톤체를 통해 에너지를 얻는 것이다.

임신부는 영양을 섭취하기 위해 많이 먹는다. 그런데 체내의 당질은 태아에게 공급되지 않고 지방으로 만들어진 케톤체만이 태아에게 전해진다. 그렇기 때문에 혈당치가 올라가는 임신성 당뇨가 발병한다는 가설이 무네타 선생님의 생각이다.

예로부터 '입덧이 심하면 유산될 가능성이 적다'는 말이 있다. 이는 나의 가설인데, 입덧으로 음식을 섭취할 수 없으면 모체는 아사 상태가 된다. 그러면 지방의 분해가 진행되고 케톤체가 늘어 수정란에 공급하기 쉬워진다. 그러므로 태아가 건강하게 자라고 유산의 가능성이 떨어지는 것이 아닐까?

여기서 말하고 싶은 내용은 케톤체로 에너지원을 보충할 수 있다는 것이다. 아기도 어른도 인체의 시스템은 같으므로, 우리가 에너지원이 필요할 때 당질에만 의존하지 않아도 되는 것이다. 당질 제한을 하면 칼로리가 부족하다고 느끼는 경우, 육류와 생선을 충분히 먹는다면 문제는 없다.

케토산증에 주의하자

케톤체의 수치가 극히 높은 상태를 '케토시스(ketosis)'라고 하며, 이를 위험하게 여기는 사람도 있다. 그러나 케토시스 자체는 특별히 문제가 되지 않는다. 앞서 설명한 것처럼 태아의 에너지원이 거의 케톤체인 것을 생각하면, 태아는 케토시스가 매우 높은 상태라고 할 수 있다. 그래도 문제없이 자란다.

문제시되는 경우는 케토시스에 '아시도시스(acidosis)'가 포함될 때다. 아시도시스란 몸이 산성으로 기울어지는 상태다. 케톤체는 약산성이므로 수치가 높아지면 아시도시스로 변할 가능성이 있어 위험하다고 의대생 시절에 배웠다.

그러나 최근 들어 케톤체가 증가해도 아시도시스가 되지 않는다는 사실이 밝혀졌다. 인체에는 '산염기 평형'이라는 '산성과 알칼리성의 균형을 잡는 능력'이 있기 때문이다. 그러므로 케톤체가 늘어도 몸이 산성화가 되는 일은 없다.

그보다 문제는 '케토아시도시스(ketoacidosis, 케토산증)'라고 불리는 상태로 케톤체에 당질이 더해져 몸이 산성화되는 경우다. 이 증상은 당뇨병 환자에게 많이 나타나고, 인슐린의 작용을 거의 기대할 수 없는 몸에 당질이 급격히 들어갔을 때 발생한다. 주로 유산 (乳酸, 젖당이나 포도당 따위의 발효로 생기는 유기산-옮긴이)이 급격하게 높아져, 때에 따라서는 사망할 우려도 있다.

그러나 통상적으로는 케톤체 수치가 높다는 것만으로 케토산증이 되지는 않는다.

케토시스 상태가 되면 뇌 기능이 향상된다?!

체내의 케톤체가 많아지는 '케토시스' 상태는 뇌에도 좋은 영향을 준다.

일본 기타큐슈(北九州)에는 '미시마주쿠(三島塾)'라는 학원이 있다. 요요기 세미나(일본 최대 입시학원-옮긴이)의 유명 강사였던 미시마 마나부(三島学) 씨가 원장으로 있는, 초등학생부터 고등학생까지 지도하고 있는 학원이다.

미시마 씨는 과거에 자신의 당뇨병을 당질 제한을 통해 완치

한 경험이 있다. 그때 당질이 줄어 체내에 케톤체가 늘어나는 케토시스 상태가 뇌에도 좋은 영향을 준다는 사실을 알고 나서 학생들에게 엄격한 당질 제한을 시도했다고 한다.

현재 당질 제한에 대해서는 여러 설이 있는데 성장을 방해할 우려가 있으므로 아이가 해서는 안 된다는 말도 있지만, 결과적으로 미시마주쿠의 학생들은 당질 제한 이후 성적이 급상승했다. 또 학교에서 문제를 일으키는 소위 문제아들도 매우 안정을 찾게 되었고 역시 성적도 좋아졌다고 한다.

반복해서 이야기하지만, 케토시스 상태는 우리 몸에 아무런 문제를 일으키지 않는다. 자율신경을 안정시킬 뿐만 아니라 건강을 비롯해 뇌 기능적인 측면에서 봐도 케톤체를 활용하는 몸을 만드는 것은 아주 유효하게 작용한다.

먹는 양과 순서를 바꾸기만 해도
혈당치는 안정된다

문제는 먹는 양과 순서

지금까지의 내용을 정리하면 다음과 같다.

- 쌀과 빵 등의 탄수화물, 당질을 제한한다(또는 조절한다).
- 육류와 생선 등의 동물성 단백질을 섭취한다.

다만 오해의 소지를 없애기 위해 미리 말하자면, 나는 탄수화물을 일체 배제하라고 주장하는 것이 아니다. 여분의 인슐린을 분비시키지 않는 것이 중요하다는 의미다. 즉, '당이 적은 상태'가 아니라 '혈당치가 안정된 상태'를 목표로 한다. 그러므로 당질을 섭취하더라도 되도록 혈당치를 올리지 않는 방법을 고안하는 것이 중요하다.

물론 가장 간단한 방법은 당질을 섭취하지 않는 것이다. 만일 당질을 포함한 재료가 식사에 포함되었을 때는 먹는 양을 생각해야 한다.

혈당치가 상승하기 쉬운 정도를 나타내는 수치로 '혈당 지수(GI)'가 있다. 이는 같은 종류의 음식이라도 혈당치를 상승시키는 정도가 다름을 의미한다. 백미보다는 현미, 일반 빵보다는 통밀빵이 혈당 지수가 낮고 혈당치도 쉽게 올라가지 않는다.

그러나 혈당 지수보다 문제는 역시 '먹는 양'이다. 백미보다 현미가 혈당 지수가 낮다고 해서 현미밥을 여러 그릇 먹는다면 의미가 없다. 통밀빵도 많이 먹으면 혈당치는 오른다.

그렇다면 어느 정도의 양을 먹는 것이 적절할까? 먹는 양은 적으면 적을수록 좋다. 쌀과 빵을 좋아하는 사람은 이것만으로도 스트레스를 받으므로 방법이 중요하겠지만, 핵심은 되도록 먹는 양을 줄이는 것이다.

예를 들어 하루에 세끼를 먹는다면, 하루 두 번은 백미가 아닌 현미로 지어 밥공기의 절반만 담아 먹거나 저녁 식사만큼은 탄수화물과 당질을 섭취하지 않는 방법이 있다. 우선 자신에게 무리가 가지 않는 범위에서 당질 제한 식사를 시작하면 좋다.

중요한 점은 이런 식생활을 1~2주 정도 유지하는 것이다. 라면이나 과자를 먹는 식생활을 이어오던 사람은 당질 의존일 가능성이 있어서 맨 처음에는 이런 식생활을 하는 것이 힘들겠지만, 당질 제한 식사를 2~3일 지속하는 것만으로도 혈당치가 안정되기 시작하기 때문에 이후에는 몸이 예전만큼 단 음식을 원하지 않게 된다.

코스 요리처럼 먹어라

다음으로 중요한 것은 먹는 순서다. 우리는 평소 식사 때 무엇부터 먹고 있는가? 무엇부터 먹느냐에 따라 혈당치 상승 방식이 크게 달라진다. 밥과 빵 등의 주식부터 먹는 습관을 길러서는 안 된다. 탄수화물부터 먹기 시작하면 혈당치는 급격하게 오른다.

혈당치 상승을 완만하게 하기 위해서는 기본적으로 다음과 같은 순서로 먹는다. ① 양상추나 양배추와 같은 잎채소의 식이섬유 → ② 두부, 육류, 생선 등의 단백질 → ③ 쌀과 빵 등의 당질 순서로 먹는 것이다.

식사를 할 때, 맨 처음 먹어야 할 음식은 식이섬유가 풍부한 잎채소다. 잎채소에 포함된 식이섬유는 당질의 흡수를 억제하는 효과가 있으므로 혈당치 상승을 완만하게 만들 수 있다. 또 단백질은 혈당치에 영향을 주지 않을 뿐만 아니라, 단백질 섭취 후 탄수화물을 먹으면 갑자기 탄수화물만 먹었을 때보다 혈당치 상승이 완만해진다는 사실이 밝혀졌다. 즉, 샐러드부터 먹고 고기와 생선을 충분히 먹은 다음, 마지막에 소량의 탄수화물을 섭취하면 된다.

이상적인 식사는 음식이 조금씩 순차적으로 제공되는 코스 요리다. 사실 코스 요리는 위와 같은 순서로 음식이 나온다. 일본의 가이세키 요리(会席料理, 연회 등에서 제공되는 일본식 고급 코스 요리-옮긴이)를 예로 들자면, 먼저 전채 요리가 나오고 그다음 따뜻한 국이나 조림, 찜이 나오며, 회, 직화구이, 생선구이 후에 초무침과 나물 무침으로 이어진 뒤, 얼추 요리를 먹고 난 마지막에 마무리로 밥을 먹는다.

양식도 마찬가지로 고기와 생선 등 메인 요리를 먹으면서 그 소스에 빵을 조금씩 찍어 먹는 방법이 많다. 예전에 혈당치를 24시간 측정할 수 있는 기계를 단 채 프랑스 요리를 풀코스로 먹은 적이 있다. 놀랍게도 마지막에 상당히 진한 초콜릿 디저트까지 먹었는데 혈당치가 전혀 변하지 않았다. 이처럼 주식인 쌀과 빵은 마지막에 소량 정도 먹으면 괜찮다.

그렇다면 가령 샐러드나 잎채소가 없을 때는 어떻게 해야 할까? 그럴 때는 먼저 고기와 생선 등의 단백질을 먹으면 된다. 고기와 생선을 잘 먹지 못하는 사람, 또는 단백질 음식 재료가 없는 날이라면 탄수화물을 먹기 전에 단백질 파우더 등을 섭취해도 무관하다. 그것만으로도 혈당치가 급격히 오르는 일은 없다.

미국당뇨병학회도 먼저 단백질과 지질을 섭취하는 방식이 혈당치의 급격한 상승을 막아주기 때문에 이를 권장한다는 내용을 발표했다.

여담이지만, 고열 등으로 병원에 실려 온 환자에게 에너지원으로 포도당을 링거주사로 공급하는 경우가 많다. 당질 제한을 하는 사람은 이를 걱정하겠지만, 링거주사는 한 번 혈당치가 올라가면 투여 중에는 그 수치가 일정하게 유지된다. 혈당치 변동이 일어나지 않는 매우 안정된 상태가 되는 것이다. 그러므로 안심해도 괜찮다. 그런 긴박한 상황에서는 응급처치가 우선이다.

의학적으로 당장
버려야 할 식사법

칼로리 제한 다이어트는 금물

칼로리 제한이라고 하면 아무래도 돼지고기와 소고기, 기름에 튀긴 음식인지에 주목하기 쉬운데, 자율신경의 안정에 문제가 되는 것은 역시 당질이다. 출출하다고 해서 삼각김밥 하나를 먹는 식생활을 버리면, 육류를 많이 먹어도 살이 찌지 않는다. 물론 비만의 원인이 칼로리 과잉에 있다면 칼로리 제한이 필요하다.

그러나 대개 혈당치 상승에 따라 인슐린이 과도하게 분비되고, 그로 인해 지방이 합성되어 비만으로 진행되는 패턴이 많다. 이 말은 간소한 음식이라고 생각하기 쉬운 삼각김밥 하나로도 살이 찐다는 것이다.

또 인간은 기초대사(생물체가 생명을 유지하는 데 필요한 최소한의 에너지 대사-옮긴이)를 위해 일정한 칼로리가 필요하다. 이때 비만 경향을 보이는 사람이 칼로리를 제한하겠다고 육류를 먹지 않으면 남아 있는 근육을 태우게 된다. 결과적으로 근육량이 줄어들고 체지방이 많이 쌓인 비만이 되는 것이다.

즉, 칼로리 제한 다이어트를 하면 근육량이 줄어들어 더 살찌기 쉬운 체질이 된다. 근육량이 줄어들면 기초대사 능력이 떨어지기 때문에 예전과 같은 양의 칼로리를 섭취할 경우 더 살이 찐다.

따라서 절대로 근육량을 줄이지 않는 것, 필요한 칼로리를 충분히 보충하면서 인슐린에 의한 지방 합성을 시키지 않는 것이 중요하다.

'밥+자반연어+채소 절임' 식사는 이제 그만!

혈당치 안정이라는 관점에서 말하자면, 자율신경의 균형이 무너진 사람은 '밥+자반연어+채소 절임'과 같은 식사를 그만둬야 한다.

얼핏 균형 잡힌 식사처럼 보일지 모르지만, 실제로는 전형적으로 당질이 많고 단백질이 부족한 식사다. 이러한 식사를 하면 혈당치가 매우 급격하게 변하므로 오히려 자율신경의 균형을 깨뜨리는 계기를 만든다.

자율신경의 균형에 중점을 두고 말하자면, 염분 섭취는 별로 신경 쓸 필요가 없다. 고혈압이 있는 사람은 염분 섭취를 어느 정도 제한하면 좋겠지만, 건강하다면 식사에 다소 염분이 많아도 문제가 없다고 여겨도 된다.

청량음료, 채소 주스도 금물

수분은 평소대로 섭취해도 괜찮은데, 당질이 포함된 청량음료는 좋지 않다. 청량음료는 매우 빠르게 혈당치를 높이기 때문에 에너지가 쉽게 생기지만, 그만큼 혈당치의 불균형을 초래하게 된다. 채소 주스도 마찬가지다. 손쉽게 채소의 영양분을 섭취할 수 있다는 광고 문구가 달려 팔리는데, 실은 상당한 양의 당질이 포함된 식품이다. 마신다고 하더라도 당질이 적은 제품을 선택하는 편이 낫다.

또 피곤하면 드링크제를 마시는 사람이 있는데, 이것도 좋지 않다. 당분이 많기도 하고 카페인 등이 포함되어 있어 피로를 푸는 임시방편이 될 수는 있겠지만, 자율신경에 미치는 악영향은 크다.

다만 너무 완고하게 생각하면 오히려 스트레스를 받기 쉽다. 나 자신도 엄격한 당질 제한보다 이른바 주식과 단 디저트를 먹지 않는 것을 기본으로 삼고 있다. 아침에는 달걀 요리와 채소 등을 섭취하고, 점심에는 함박 스테이크 두 덩이와 양배추를 곁들인 식사를 하는 식이다. 예전에는 조식으로 버터를 듬뿍 바른 토스트를 먹기도 했는데 지금은 전혀 먹지 않는다.

그러나 누군가와 식사를 할 때는 차려진 음식을 먹는다. 자율신경이 안정되면 유연하게 대응하도록 하자.

당질 중심의 생활을 하던
28세 남성의 사례

이제 실제로 분자교정요법을 통해 치료한 예를 들어보고자 한다.

28세 남성 A씨는 가슴 두근거림, 두통, 어지러움, 불안 발작 등이 갑자기 찾아오는 공황장애를 진단받았다. 공황장애 증상은 주로 오후에 많이 나타났다. 긴장하면 발작이 나타나기 때문에 전철을 탈 수 없을 정도였다. 이는 앞서 말한 대로 대뇌피질에서 자율신경에 대한 조건반사가 이루어졌기 때문이다.

A씨는 밥과 빵을 좋아하며 단것을 자주 먹어서 최근 들어 체

중이 늘었다. 혈액검사를 해보니 공복 시 혈당치, 헤모글로빈 수치는 정상이었으므로 당뇨병을 의심할 수는 없었다. 다만 간과 관계된 AST, ALT라는 수치가 높아 지방간 판정이 내려졌고, 이 외에 LDL(저밀도) 콜레스테롤, 중성지방 수치도 높았다.

이 데이터만 보면 내과적인 치료로는 간을 보호하는 약, 콜레스테롤과 중성지방 수치를 낮추는 약을 처방하고 칼로리 제한 식사 지도를 하게 된다. 실제로 A씨는 내과 주치의로부터 많은 약을 처방받았다. 그리고 나타나는 증세가 공황장애 증상이므로 심료내과에서 항우울제와 항불안제도 처방받았다.

이러한 상태였던 A씨에게 내가 권한 치료 방법은, '칼로리는 신경 쓰지 않아도 좋으니 당질을 일체 먹지 말 것'이었다. 대신 당질 제한으로 줄어든 칼로리를 보충하기 위해 육류, 생선, 콩류 등의 단백질은 충분히 먹게 했다.

또 검사 데이터에서 알게 된, A씨에게 부족한 영양소를 영양제로 보충하게 했다. 식사만으로는 단백질이 부족하므로 분말형으로 된 프로틴 제품을 마시게 했고, 니아신, 비타민B군, 비타민C, EPA(에이코사펜타엔산) 등을 처방했다.

22개월에 걸쳐 경과를 관찰한 결과, 점차 AST, ALT의 수치가 줄어들고 지방간이 개선되었다. 또한 HDL(고밀도) 콜레스테롤 수치가 증가했고, 중성지방도 극적으로 개선되었다. 단백질을 많이 먹고 충분한 운동을 했기 때문에 근육량도 늘었다. 이에 따라 내장 지방이 줄어들고 혈당치를 낮추는 인슐린도 잘 듣게 되었다.

또 초진 시에 104kg이었던 체중이 22개월 후에는 82kg으로 줄어들었다. 공황장애 증상은 사라졌고 항우울제 등도 필요 없게 되었다. 예전에는 감기에 자주 걸렸다고 했는데, 그 증상도 나아졌다고 한다. 일에도 집중할 수 있게 되어 한 달에 80시간의 잔업도 해낸다고 했다. 이러한 결과들은 적절한 영양소를 보충함으로써 자율신경이 안정되었기 때문에 얻을 수 있었다.

과도한 뇌내 호르몬이 위험을 부른다

나는 초진 때 A씨에게 '당부하검사'를 실시해보았다. 당부하검사란 공복 혈당치가 한꺼번에 오른 상황을 의도적으로 만들어 그 경과를 관찰하는 것이다.

A씨의 공복 혈당치는 80mg/dl대로 완전히 정상(기본 수치 60~109mg/dl)이었다. 그 상태에서 75g의 포도당을 섭취하도록 하면 당연히 혈당치는 상승한다. 통상 60mg/dl 정도의 상승이 있으므로 80mg/dl대에서 출발하면 140mg/dl 정도까지 오른다.

그런데 A씨는 240mg/dl대로 매우 높은 수치까지 상승했다.

원래 혈당치가 200mg/㎗을 넘으면 당뇨병으로 진단되는데, 공복시에 검사하기 때문에 이런 결과를 놓치게 된다. 이렇게 급격하게 혈당치가 상승했으므로 A씨의 몸에서는 인슐린이 과도하게 분비되어 이후 혈당치는 40mg/㎗대까지 한꺼번에 떨어졌다. 따라서 당뇨병 의심은 없다는 결론이 난다.

그러나 문제가 있다. 뇌는 포도당과 케톤체라는 물질을 에너지원으로 쓴다. 그러므로 포도당이 이만큼 급격하게 떨어지는 것은 뇌에 위험하다. 이윽고 뇌는 몸을 보호하기 위해 뇌내 호르몬을 사용하여 혈당치를 올리려고 한다. 실제로 이만큼 급격하게 혈당치가 떨어지면 아드레날린, 코르티솔, 글루카곤, 부신피질자극호르몬, 성장 호르몬 등 혈당치를 높이는 호르몬이 급격하게 증가한다고 알려져 있다.

이 중에서도 주목해야 하는 물질은 아드레날린과 코르티솔이다. 이 두 가지가 혈당치를 높이는 중심적인 역할을 하는데, 이 두 호르몬은 원래 스트레스에 대항하는 역할을 한다. 즉, 밥과 빵을 먹을 때마다(혈당치가 올라갈 때마다) 스트레스를 받을 때 나와야 할 호르몬이 분비되는 것이다. 이러한 호르몬이 필요할 때에 필요한 만큼 분비되기 위해서는 하루에 여러 번 나와서는 안 된다. 그 조절이 제대로 되지 않아 불필요하게 분비되면 실제로 스트레스가 높아졌을 때 대항할 수 없게 된다.

그래서 나는 A씨에게 단백질과 지질은 섭취해도 좋다고 지도했다. 단백질과 지질을 섭취해도 혈당치는 올라가지 않으므로 육류와 생선을 에너지원으로 삼은 것이다. 단, 혈당치를 높이는 밥, 빵, 면 등의 당질은 일체 제한하도록 했다.

그렇게 하면 혈당치가 상승하지 않는 생활을 하게 된다. 혈당치가 상승하지 않으면 혈당치를 내려주는 인슐린도 그다지 분비되지 않으므로 혈당치는 급격히 떨어지지 않게 된다. 혈당치가 떨어지지 않으면 저혈당을 보완하는 아드레날린 등의 호르몬도 불필요하게 분비되지 않는다. 결과적으로 A씨는 정상적인 스트레스 내성을 회복하고 공황장애가 치료되었다.

또 20kg 이상이나 체중 감량에 성공한 것도 당질을 제한했기 때문이다. 인슐린은 혈당치를 내림과 동시에 지방을 합성한다. 당질을 제한해서 인슐린이 분비되지 않으면 그만큼 지방 합성도 줄기 때문에 자연스럽게 살이 빠진 것이다.

글루텐 프리,
자율신경의 균형을 잡는 식사법

밀(글루텐)을 피하는 방법도 효과적이다

당질 제한과 함께 최근에는 '글루텐 프리' 식사를 실천하는 사람도 늘고 있다. 글루텐 프리란 밀 유래의 당질을 제한하는 것이라고 생각하면 된다.

글루텐은 밀 등에 포함된 단백질의 한 종류다. 밀가루 자체에 포함된 것은 '글리아딘'과 '글루테닌'이라는 두 종류의 단백질인데, 여기에 물을 첨가하면 두 성분이 섞여 점성과 탄력성을 지닌 글루텐이 된다. 즉, 글루텐은 밀에서 인공적으로 만들어진 단백질이다.

밀은 빵, 피자, 면 외에도 케이크, 쿠키 등에도 사용된다. 만두

피도 밀이다. 밀은 보리차, 맥주 등의 원재료이기도 하다. 의식하지 않아도 우리는 의외로 밀(글루텐)을 많이 섭취하고 있다.

글루텐 프리는 2010년대 초반에 미국에서 열풍을 일으킨 다이어트 방법으로 알려져 있는데, 원래는 글루텐에 알레르기 반응을 나타내는 '복강증후군(celiac syndrome)'을 앓는 사람을 위한 식사요법이다.

복강증후군이란 글루텐에 반응하여 발생하는 면역 질환의 하나로, 본래의 면역 시스템이 오작동을 일으켜 자신의 몸을 공격하여 염증 등의 증상이 나타나는 병이다.

이 증후군을 앓지 않는 사람이 글루텐 프리를 실천해본 결과, 여러 장점이 있다는 사실이 밝혀졌다. 주요 장점을 들면 다음과 같다.

① 소화기관의 상태가 좋아진다.
② 알레르기 증상이 줄어든다.
③ 짜증과 우울감이 줄어든다.
④ 다이어트에도 좋다.

미국과 유럽에서는 빵을 비롯해 밀 소비량이 많아서 글루텐 프리가 큰 열풍을 일으켰다. 이후 프로 테니스 선수 노바크 조코

비치(Novak Djokovic)를 비롯한 운동선수부터 일반인에 이르기까지 많은 이들이 글루텐 프리 식생활을 하게 되었다.

밀은 많은 식품에 포함되어 있고 맛이 좋아 무심코 먹게 되는데, 사실은 장의 환경을 악화시킬 가능성이 있다. 또 '글루텐 과민증', '글루텐 불내증'이라는 알레르기 질환이 생길 우려도 있다. 장의 면역 시스템이 글루텐에 의해 파괴되고 과잉 반응을 나타내기 때문이다.

이러한 상태가 되면 장 점막이 손상되어 당질 섭취에 의한 혈당치 상승이 더욱 급격해질 가능성이 있다. 즉, 소량의 당질이라고 할지라도 혈당치의 변동을 심하게 일으켜 자율신경의 균형이 무너지게 된다.

글루텐은 복부 팽만감과 소화불량을 일으키기 쉽다. 이 정도의 증상은 그나마 괜찮은데 집중력 저하, 짜증 등의 자율신경 이상 증상, 아토피성 피부염, 천식, 비염 등 실로 다양한 증상을 일으킨다. 게다가 그 증상들이 글루텐 때문에 일어난다고 알기도 어렵다. 만일 몸의 어떤 이상 증상이 잘 낫지 않을 경우, 완전한 글루텐 프리는 어렵더라도 의식적으로 밀 유래 식품을 식단에서 제외하면 증상이 개선될 수도 있다.

이처럼 자율신경의 균형을 위한 식사는 혈당치를 안정시키기 위해 당질 섭취를 조절하고 당에 의존하지 않는 체질을 만드는 것, 케톤체를 활용하는 것이 중요하다. 이 방법들을 통해 어느 정도 자율신경은 안정화되겠지만, 아직 완벽하지는 않다. 다음 장에서는 자율신경의 균형을 잡기 위해 장을 다스려주는 식사를 할 때 중요한 사항들을 살펴보겠다.

3장

| 의사의 식사법 2 |

장을 다스리면
스트레스가 줄고
면역력이 좋아진다

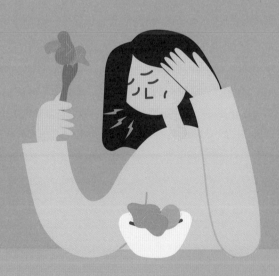

장에 문제가 있으면
자율신경의 균형이 깨진다

장내세균의 불균형이 자율신경을 위협한다

앞서 설명한 대로, 우리 몸의 다양한 호르몬은 뇌뿐만 아니라 장에서도 만들어진다. 도파민, 세로토닌 등은 장내세균에 의해서도 생성된다. 그러므로 장내세균의 균형이 무너지면 역시 자율신경에 영향을 미친다.

특히 스트레스에 대항하거나 자율신경을 조절하는 역할을 하는 세로토닌은 뇌에서 불과 5% 이하만 만들어진다. 세로토닌의 90% 이상은 장에서 만들어진다. 뇌에서 만들어진 세로토닌은 원칙적으로 뇌내에서 조절되고, 스트레스에 대항하거나 수면 리듬을 만드는 멜라토닌의 재료가 되기도 한다.

한편, 장에서는 스트레스를 받으면 세로토닌이 합성되는데 이로 인해 장의 연동운동이 매우 활발해진다. 그렇게 되면 먹은 음식이 다 소화되지 않고 설사로 자꾸 배출되려는 움직임을 보인다. 조금만 긴장해도 바로 설사를 하는 과민성대장증후군 환자는 이 작용으로 증상이 나타난다. 이는 스트레스에 대항하기 위한 세로토닌의 작용 때문으로, 더 이상 스트레스를 받거나 독소 등이 들어오지 않도록 가능한 한 빨리 장의 내용물을 내보내려는 방어 반응이다.

또 스트레스에 대항하는 호르몬으로 '코르티솔'이라는 물질이 있다. 스트레스를 받았을 때 부신에서 분비되는 호르몬이다. 장내세균이 없는 무균 상태의 쥐와 정상적인 장내세균을 지닌 쥐에게 동일한 스트레스를 준 결과, 장내세균이 없는 쥐는 정상적인 장내세균을 가진 쥐의 두 배 이상이나 되는 양의 코르티솔이 분비되었다. 반대로 말하면 정상적인 장내세균이 있는 쥐는 그만큼 스트레스에 대항하는 힘이 강해 몸의 반응이 적게 나타난다.

또, 인간을 대상으로 면역에 관여하는 물질인 IgA의 분비를 조사한 실험이 있는데, 실험에 따르면 5분간 안정된 자극을 주자, 1시간 즈음 후에 IgA가 만들어졌고, 또 1시간 즈음이 지나니 기준치 정도까지 내려간 후, IgA의 양이 다시 점차 올라갔다. 한편, 5분간 분노 자극을 주자 역시 1시간 즈음 후에 적은 양의 IgA

가 만들어졌는데, 그 후 단숨에 기준치를 밑돌더니 좀처럼 원래 상태로 돌아가지 않았다.

사실 IgA는 장의 점막을 방어하는 매우 중요한 역할을 담당한다. 장 점막뿐만 아니라 온몸의 막에서도 같은 변화가 일어나므로, IgA가 부족하면 비염이 생기거나 감기에 걸리기 쉽다. 즉, 분노와 같은 부정적인 스트레스는 장 점막의 활동을 저해하고 면역력을 떨어뜨린다.

장과 스트레스의 악순환을 개선하자

스트레스가 장에 안 좋은 영향을 미친다는 사실은 예로부터 내려온 이야기다. 실제로 옛말에는 '배알이 뒤틀리다'와 같이 그런 상태를 나타낸 속담과 관용구가 많다. 반대로 큰 두려움 없이 각오를 다지는 것을 '뱃심이 좋다'라고 한다. 오늘날에는 이와 같은 정서와 장의 관계가 과학적으로 밝혀지기 시작했는데, 자율신경의 불균형이 장의 점막과 장내세균의 균형에 악영향을 미쳐 유해균을 늘게 만든다는 사실이 알려졌다.

예를 들어 우주 비행사는 장시간 좁은 선실에 갇혀 있기 때문에 상당한 스트레스를 받는다. 실제로 폐쇄 훈련을 받은 우주 비행사의 변을 조사한 결과, '박테로이드'라는 균의 이상 증가세가 관찰되었다. 일본 한신·아와지 대지진 피해자의 변을 조사한 결과에서도 칸디다(곰팡이)나 녹농균과 같은 유해균이 증가했다고 한다. 유해균이 늘어나면 상대적으로 유익균은 줄어들어 장내세균의 균형이 무너진다.

이처럼 장내세균의 균형이 무너지면 스트레스에 대한 저항력이 떨어지고 자율신경의 균형을 유지하는 세로토닌의 합성 균형이 나빠진다. 이로 인해 다시 장내세균의 균형이 깨지는 악순환에 빠질 가능성이 크다.

특히 자율신경 기능 이상 상태에서는 아드레날린에 의해 작동하는 교감신경이 자극을 받으면 장내에 노르아드레날린이 분비된다. 스트레스로 인해 장에서 만들어진 노르아드레날린은 일명 '스트레스 호르몬'이라고 하여, 유해균의 병원성을 강하게 만든다는 사실이 밝혀졌다.

또한, 장내에는 평소 좋은 영향도 나쁜 영향도 미치지 않는 중간균이 있는데, 이 균은 노르아드레날린을 받아들이기도 한다. 이 중간균은 노르아드레날린을 받아들이면 유해균이 되어 평소에는 안정 상태인 대장균까지도 폭주하게 만드는 것으로 알려졌다. 그 공격으로 면역력이 떨어질 뿐만 아니라 신경전달물질의 균형도 더욱 악화한다.

이렇듯 자율신경 기능 이상의 치료와 예방을 위해서는 장내세균의 균형을 유지하는 것이 매우 중요한데, 아무리 장내세균을 안정시켜도 장의 점막(벽)이 약해지면 결국 나쁜 물질과 정보가 체내로 들어온다.

그러므로 자율신경의 안정을 위해서는 장내세균의 균형을 유지하고 점막을 튼튼하게 만들어야 함을 유념해야 한다.

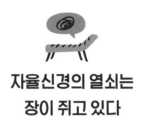

자율신경의 열쇠는
장이 쥐고 있다

장은 제2의 뇌다

'장은 제2의 뇌'라는 말을 들어본 적이 있는가? 장은 뇌로부터 지시를 받지 않고 독립적으로 활동할 수 있으며 독자적인 신경 네트워크를 가지고 있기 때문에 그렇게 불리게 되었다. 장은 뇌의 명령이 없어도 움직이는 기관이지만, 장과 뇌는 자율신경과 호르몬, 신경전달물질을 통해 서로 영향을 주고받는다. 이렇게 뇌가 장에 영향을 주고, 장이 뇌에 영향을 주는 것을 '장뇌상관(腸腦相關)'이라고 한다.

예를 들어 스트레스를 받으면 배가 아프거나, 불안해지면 화장실에 가는 횟수가 많아지기도 하는데, 이는 자율신경을 통해 장에 스트레스를 주고 있기 때문이다. 이렇게 장이 스트레스를 받으면 뇌가 불쾌감을 인식하고, 나아가 뇌가 호르몬과 신경전달물질, 자율신경을 통해 다시 장에 작용한다.

또 우울증을 비롯한 정신 증상에 대해 처방된 약의 대개는 뇌 내의 세로토닌, GABA, 노르아드레날린, 글루탐산과 같은 신경전달물질의 대사에 영향을 주는데, 이러한 신경전달물질의 대부분은 장에도 존재하고 있으며 실은 장에 있는 신경전달물질의 양이 뇌에 있는 양보다 훨씬 많다. 이러한 이유에서 장은 제2의 뇌라고 불린다.

이런 이야기를 한 이유는 장뇌상관이 자율신경과 깊이 연관되어 있기 때문이다. 자율신경 기능 이상은 과도한 스트레스와 혈당치의 불안정으로 호르몬과 신경전달물질의 불균형을 일으켜 발생한다. 즉, 마음의 문제가 발생한 경우 장에도 문제가 있을 때가 많다. 반대로 말하면 장내 환경의 균형을 유지하면 자율신경을 바로잡기가 쉬워지는 것이다.

장뇌상관이란?

뇌가 장에 영향을 주고 장이 뇌에 영향을 주는 것. 장과 뇌가 밀접하게 관련되어 영향을 준다는 점에서 장은 '제2의 뇌'라고 불린다.

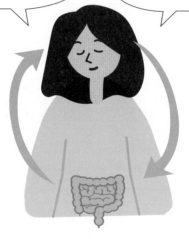

장의 활동이 나빠지면
뇌가 스트레스를 받아
스트레스 호르몬을 내보낸다.

장이 스트레스를 받으면
장의 활동이 나빠진다.

반대로 장의 균형을 맞추면, 뇌의 스트레스 호르몬이
억제되고 스트레스가 줄어들어 자율신경도 안정된다.

"장이 균형을 되찾으면
마음의 병도 개선된다"

장내세균의 원인이 되는
장누수증후군

증가하는 장 누수 환자들

최근 '장누수증후군(leaky gut syndrome)'이라는 질환이 주목받고 있다. 장 누수란 말 그대로 '장(gut)이 새는(leaky)' 질환으로, 우리말로 옮기면 '새는 장 증후군' 정도가 되겠다. 장벽은 그물코 모양으로 그물코가 촘촘하게 짜인 모양이 건강한 상태다. 장누수증후군은 장벽의 그물코가 성기고 넓어진 상태를 가리킨다.

조금 더 자세하게 설명하자면, 원래 장뿐만 아니라 인체의 소화관은 하나의 관으로 음식이 들어오면 되도록 작은 분자로 쪼개어 흡수시킨다. 이 분자의 크기가 크면 알레르기 등 다양한 문제를 일으키므로, 단백질의 경우 기본적으로는 아미노산으로 분

해해서 흡수를 진행한다. 당질의 경우 한꺼번에 흡수해서 혈당
치가 급격하게 높아지는 것을 방지하기 위해 천천히 몸에 흡수
시켜 혈당 스파이크를 만들지 않도록 한다.

장벽이 느슨해지면 자율신경은 불안정해지기 쉽다

인체에는 처음부터 이러한 구조가 갖춰져 있는데, 이 조절이 제
대로 되지 않는 것이 장누수증후군이다. 장이라는 바구니의 연
결 상태가 헐거워지는 질환이라고 생각하면 된다.

정상적인 장이라면 장 점막의 그물코 형태가 촘촘하므로 커다
란 물질을 통과시키지 않는 데다 흡수도 천천히 이루어진다. 스
포츠 음료 등에는 빠른 흡수를 강조하는 상품이 있어서 흡수가
빨라야 좋다고 생각하는 사람도 많은데, 이는 잘못된 생각이다.
본래 우리 몸에서 흡수는 천천히 이루어져야 바람직하다.

그런데 장누수증후군에 걸리면 본래 들어와서는 안 되는 커다
란 물질들이 빠르게 흡수된다. 즉, 단백질이 분해되지 않은 채 몸
에 들어와 알레르기 등의 원인이 된다. 또 그렇게 되면 정작 필요
한 아미노산은 흡수되지 않는다.

장 점막의 그물코가 헐거워지면, 당질도 급속하게 흡수되기

장누수증후군이란?

다른 말로 '새는 장 증후군'이라고 불리며, 장벽의 그물코가 넓어져 원래는 침투시켜서는 안 되는 유해균과 소화되지 않은 물질이 침입하기 쉬운 상태를 일컫는다.

정상적인 장벽

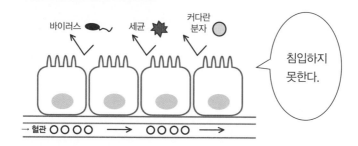

바이러스   세균   커다란 분자

침입하지 못한다.

장 누수 상태의 장벽

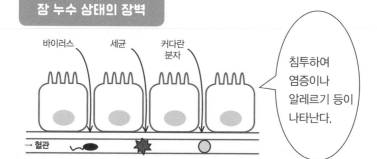

바이러스   세균   커다란 분자

침투하여 염증이나 알레르기 등이 나타난다.

**"장벽이 느슨해지면
자율신경은 불안정해지기 쉽다"**

때문에 혈당 스파이크가 일어나기 쉽다. 그러면 혈당치를 내리기 위해 인슐린이 급속하게 분비되고 아드레날린과 같은 신경전달물질을 내보내어 자율신경을 불안정하게 만드는 원인이 된다.

결국, 장누수증후군은 장벽의 울타리가 파괴되는 질환이다. 장벽의 그물코 형태를 정상적으로 유지하기 위해서는 장벽을 튼튼하게 만드는 것이 중요하다.

그렇다면 장누수증후군은 왜 발생할까? 주요 원인은 다음과 같다.

- 글루타민, 비타민A, D, B군 등의 영양 결핍
- 당질의 과잉 섭취
- 과도한 음주
- 칸디다와 유해균의 증가
- 항생물질의 잦은 사용

장벽의 그물코를 성기게 만드는 원인에는 몇 가지가 있는데, 그중에서도 문제는 불균형한 식생활이다. 당질의 과도한 섭취, 심한 다이어트나 편식 등에 의한 영양부족, 과음 등으로 식생활의 균형이 깨지면 장누수증후군이 되기 쉽다.

특히 술을 많이 마시는 사람은 주의가 필요하다. 알코올은 장벽뿐만 아니라 혈관 벽의 투과성을 높여 평소라면 통과하지 못하는 물질이 쉽게 드나들 수 있게 된다. 상상하기 쉽게 이야기하자면, 술을 마신 다음 날 몸이 붓는 경우가 있는데, 이는 알코올에 의해 혈관이 팽창하여 투과성이 항진(높아짐)함으로써 혈관 내벽에서 수분이 빠져나가는 것이 한 원인이다.

이와 마찬가지로 알코올은 장벽을 새기 쉽게 만든다. 알코올의 투과성 항진으로 장내 울타리의 그물코가 넓어져 장 점막이 무너지면, 세균과 알레르기의 원인이 되는 항원 등이 침투하여 염증 등의 다양한 증상이 나타난다.

장벽을 튼튼하게 만들기 위해서는 장에 좋지 않은 환경을 개선하고 장내세균의 균형을 정상적으로 유지하는 일이 중요하다. 따라서 과도한 알코올 섭취(음주)는 피해야 한다.

또 글루타민(아미노산의 종류 중 하나), 비타민A, 비타민D 등 필요한 영양소를 충분히 섭취하는 것도 중요하다. 특히 비타민D는 넓어진 장의 결합을 촘촘하게 만들어주는 작용을 하므로 상당히 효과가 좋다.

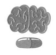

나도 모르게 알레르기가 생기는
장누수증후군 진단법

각종 음식 알레르기가 있다면
장누수증후군이 의심된다

사실 장누수증후군은, 일본의 경우 의사들에게조차 아직 익숙하지 않은 질환이다. 자율신경 기능 이상의 대표 증상인 과민성 대장증후군과 같은 증상 중에서 '장의 불균형'에 포함된 상태다. 즉, 어떠한 원인으로 장의 점막이 상한 사람이라고 진단을 하는 정도다. 그렇기 때문에 일본에서는 장누수증후군으로 진단받은 적이 있는 사람이 아직 거의 없을 것이다.

가령 장누수증후군이라고 진단받아도 장 누수 자체가 병의 근본 원인은 아니다. 장 누수의 원인이 되는 칸디다(곰팡이), 당질의 과잉 섭취, 항생물질의 잦은 사용 등을 개선하지 않으면 의미가 없다.

장누수증후군을 진단하기 위해서는 특수 검사를 통해 혈액과 소변 속에 염증 성분이 포함되어 있는지를 확인한다. 또는 특수한 음식 알레르기 검사를 해보면 많은 식료품에서 알레르기 반응이 확인되는 특징이 있다.

알레르기란 과도하게 일어나는 면역반응을 말한다. 면역이란 인체에 해가 되는 물질을 제거하는 중요한 반응인데, 알레르기는 본래 인체에 무해한 물질에까지 과도하게 반응하여 다양한 염증을 일으킨다.

알레르기 반응의 원인이 되는 물질을 항원(알레르겐)이라고 하며, 항원에는 음식 이외에도 먼지와 진드기, 동물의 털, 꽃가루 등이 있다.

일반적인 음식 알레르기에는 다음의 두 가지가 있다.

• IgE 알레르기(즉시형 알레르기)
• IgG 알레르기(지연형 알레르기)

일반적인 음식 알레르기는 IgE 알레르기(즉시형 알레르기)로 예를 들어 대두나 메밀국수 등을 먹었을 때 두드러기가 나타나거나 천식을 일으키는 등 바로 증상이 나타나는 알레르기를 가리킨다. 한편 IgG 알레르기(지연형 알레르기)는 그 증상이 천천히 나타나며 증상도 정해진 바가 없다. 그래서 음식이 원인임을 알아채지 못할 때도 많다.

예전에 몸 상태가 안 좋은 아이에게 96종의 식료품을 사용해서 IgG 알레르기 검사를 한 결과, 유제품, 달걀, 콩류, 글루텐, 깨 등 많은 식료품에서 알레르기 반응이 나타났다. 이 정도로 많은 음식에 알레르기 반응이 나타나는 이유는, 장의 점막이 약해져 큰 분자가 그대로 체내에 들어가기 때문으로 생각된다. 즉, 장누수증후군임을 시사하는 증명인 셈이다. 반대로 말하면, 장의 환경을 안정시켜 장벽을 정상으로 돌려놓으면 이러한 알레르기 반응도 사라진다.

예를 들어 대두 알레르기가 있는데 장 점막이 헐거워진 경우 대두를 먹으면 대두의 단백질이 제대로 분해되지 않고 흡수되어 알레르기 반응이 생긴다. 그러나 장의 점막이 정상적인 상태라면 분자 하나하나(아미노산)의 알맹이를 세세하게 분해하고 나서 몸에 흡수하기 때문에 무엇을 먹어도 이상 반응이 일어나지 않는다.

무작정 안 먹기보다 먹는 횟수를 줄여본다

일반적인 알레르기 치료에서는 항원을 제거하라는 말만 듣는다. 예를 들어 달걀 알레르기가 있는 경우 항원이 되는 달걀을 먹지 말 것, 진드기 알레르기라면 청소를 자주 할 것을 권고하는 것이다.

IgG 알레르기를 충분히 이해하지 못한 의사는 반응한 물질 전부를 식단에서 제거할 때도 있어, 먹을 수 있는 음식이 없는 환자가 있을 정도다. IgG 알레르기 검사가 가능한 병원은 흔치 않지만, 인터넷에서 검사 키트를 구매할 수 있다. 그래서 알레르기에 걸린 아이의 엄마가 검사 키트의 결과를 가지고 소아청소년과를 찾으니, 의사가 반응이 나온 물질 전부를 식단에서 제거하는 바람에 아이가 영양실조에 걸렸다는 사례도 있었다.

일본소아알레르기학회는 IgG 알레르기 검사는 에비던스(evidence, 의학적인 증명)가 없으므로 신뢰해서는 안 된다는 공식 발표를 냈다. 그러나 이는 잘못된 의견이다. 알레르기 반응이 나온 것은 장의 점막이 약해진 결과이므로, 단순히 식료품을 피할 것이 아니라 장을 튼튼하게 만들어야 한다는 정보임을 전혀 이해하지 못한 것이다.

다만 자율신경이나 장에서 악화 증세가 보이는 사람 중에 밀(글루텐)과 유제품(카세인)에 IgG 알레르기 반응이 나오는 사람은,

장의 점막을 해칠 수 있으므로 이 두 종류는 엄격하게 섭취를 금해야 한다.

한편 달걀과 콩류에 알레르기 반응이 보이는 경우, 작은 주의를 기울이면 식단에서 완전히 제거할 필요가 없는 경우도 많다. 이럴 때는 달걀, 대두, 깨 등이 포함된 음식을 일주일에 4일 정도로만 섭취하되 반드시 먹지 않는 날을 정하는 방법이 있다.

IgG 알레르기 검사는 비싸서 쉽게 손이 가지 않는 사람들도 있을 것이다. 그래서 손쉬운 방법을 소개하고자 한다. 만일 자율신경과 장의 균형이 무너진 것 같다면 2주 동안 밀과 유제품을 먹지 않는다. 장이 약해지면 과식으로도 알레르기 반응이 나타날 때도 있으므로 매일 먹는 음식이 있다면 섭취 횟수를 주 3회에서 4회로 줄이는 것도 좋다. 특히 냉장고에 자주 사다 넣어두는 유제품, 낫토, 달걀의 섭취를 줄여보자.

우유, 치즈, 요구르트 등의 유제품은 우리에게 그다지 맞지 않는 식품이라고 생각한다. 요구르트는 유산균 섭취를 목적으로 많은 사람이 먹고 있는데, 유산균 섭취로 인한 이로움보다 카세인이 미치는 악영향이 크다. 유산균을 섭취하고 싶다면 유제품보다는 발효식품을 먹는 편이 낫다. 또는 시판 유산균 등을 먹어도 좋다.

육류와 생선은 우리가 거의 매일 먹는 음식인데, 육류는 소,

돼지, 닭처럼 선택할 수 있는 종류가 많고 생선도 한 종류만 먹는 사람은 별로 없을 것이다. 그러므로 결과적으로 매일 먹는다고 해도 알레르기 반응이 나타나기 어렵다.

좋은 장내 환경을 만들기 위한
주의 사항

장내세균 칸디다에 주의하자

먼저 장누수증후군의 원인 중 하나였던 유해균을 살펴보자. 장내 환경을 악화시키는 원인으로 '칸디다'도 의외로 많이 손꼽힌다. 칸디다라고 하면 성병을 떠올리는 사람도 있을 것이다. 질 칸디다증과 성기 칸디다증 등은 여성에게 발병하기 쉬운 질환으로, 성행위를 통해 감염된다는 이미지가 있을지 모르나 이는 옳지 않다.

칸디다는 칸디다 소속의 진균으로 곰팡이균의 일종이다. 칸디다는 상재균(인체에 존재하는 미생물이나 세균 가운데 다수의 사람들이 공유하며 병원성을 나타내지 않는 것-옮긴이)의 하나로 생각해도 된다.

즉, 칸디다가 우리 몸에 있어도 건강에 영향을 미치지 않는 경우도 많다. 그런데 장 점막이 칸디다에 감염되면 각종 문제를 일으키는 원인이 된다. 또 평소에는 악영향을 끼치지 않는 칸디다도 인체의 면역력이 떨어지면 활성화되어 증상을 일으키기도 한다. 칸디다가 활성화되는 원인은 스트레스뿐만 아니라 항생물질의 사용, 당분 섭취, 단 과일을 먹는 것 등이다.

그렇다면 왜 칸디다를 주의해야 할까? 칸디다를 보유한 사람이 당질을 섭취하면 장의 점막을 상하게 할 뿐 아니라 '아세트알데히드(acetaldehyde)'를 만들기도 하기 때문이다. 아세트알데히드는 알코올의 대사산물로 숙취와 술병의 원인이 되기도 하는 독성이 있는 물질이다. 그래서 장내에 칸디다가 있는 사람은 탄수화물을 먹으면 술에 취한 듯 기분이 좋아지는 경우가 있다. 탄수화물에 의존하는 사람 중에는 장에 칸디다가 있어, 발효된 알코올과 꼭 닮은 대사산물에 의존 중인 상태일 수도 있다.

간은 이 독성을 해독하기 위해 '아세트알데히드 탈수소효소(ALDH)'라는 효소를 만들어내는데, 칸디다를 보유한 상태에서 당질을 계속 섭취하면 끊임없이 일하는 간에 부담이 되어 본래 간이 하는 중요한 기능이 손상된다.

또 여성의 경우, 감기에 걸렸을 때처럼 항생물질을 복용하면 질 칸디다증에 걸리기 쉽다는 사실이 잘 알려져 있다. 질 칸디다증이 있는 여성은 장에도 칸디다가 있을 가능성이 매우 크다. 물론 남성도 장에 칸디다가 있을 수 있으며, 그럴 경우 속이 안 좋거나 쉽게 피곤하고 빈혈과 같은 증상을 보인다. 빈혈에 걸리는 이유는 철을 좋아하는 칸디다가 흡수된 철을 뺏어가기 때문에 철 부족이 나타나는 것으로 생각된다.

입안에 칸디다가 있는 사람도 의외로 많다. 입속 칸디다를 삼켰을 때 위산이 약하면 장까지 들어가는 경우가 적지 않다.

칸디다를 없애기 위해서 의료 현장에서는 강한 항진균제가 사용된다. 칸디다 등의 진균류는 약제내성을 만들기 쉽다고 알려져 있다. 이를테면 약을 써서 무좀이 나았다고 생각해도 금세 재발하고, 재발했을 때는 예전에 쓰던 약이 소용없다. 칸디다가 가진 약제내성도 이와 같다.

칸디다는 되도록 그 숫자를 줄여 활동하지 않도록 만들어, 장과 질의 점막에서 나쁜 영향을 미치지 않게 하는 대책이 필요하다. 즉, 칸디다의 영향을 줄이기 위해서는 점막을 튼튼하게 만드는 방법이 중요하다.

사고력과 의욕을 떨어뜨리는
클로스트리듐 신경독소

장내세균 유래 중 주의해야 할 것으로 클로스트리듐(clostridium)균에서 만들어진 '클로스트리듐 신경독소'라고 불리는 물질도 있다. 클로스트리듐균은 원래 장에 서식하는 유해균의 일종이다. 장 점막이 튼튼하고 장내 환경이 좋을 때는 세력이 약해지기 때문에 유해균일지라도 인체에 미치는 악영향은 없다.

그런데 이 균은 칸디다 등과 마찬가지로 항생물질에 대한 저항성이 매우 강하다. 장내세균은 항상 세력 다툼을 하는데, 항생물질을 사용하면 다른 균이 죽는 대신 칸디다가 왕성해지고 클로스트리듐균이 증식하여 클로스트리듐 신경독소가 증가한다. 이에 따라 장 건강뿐만 아니라 사고력이 저하되고 의욕이 사라지거나 집중력이 떨어지고 근육이 뭉치는 등 다양한 부정수소를 일으킨다.

이 밖에도 클리스트리듐 신경독소와 유사한 작용을 하는 물질로는 글리아돌핀(gliadorphin), 카소모르핀(casomorphin) 등이 있다. 이 물질들은 밀과 유제품을 소화, 흡수할 때 만들어지는 경우가 있는 대사산물로, 간혹 뇌에 영향을 주어 클로스트리듐 신경독소와 같은 작용을 한다. 글리아돌핀은 글루텐, 즉 밀이나 호밀의 단백질에서 나온다. 카소모르핀은 카세인, 즉 유단백질에서 나오는 물질이다.

이러한 의미에서 보아도 자율신경을 안정시키고 싶다거나 장의 상태를 확인하고자 할 때는 얼마간 글루텐(밀 제품)과 카세인(유제품)을 뺀 식사를 하면서 변화를 살펴본다. 만일 몸과 마음이 좋아지는 것 같다고 느낀다면, '글루텐 프리, 카세인 프리 식사(GFCF 다이어트)'를 통해서도 머리와 몸이 맑아지는 느낌을 받을 수 있다.

글루텐과 카세인, 또는 칸디다와 클로스트리듐균 등이 뇌에 영향을 미칠 때 혹은 마음이 울적할 때를 나타낼 때 '포기 마인드(foggy mind)', 즉 '안개가 자욱한 듯한 마음'이라는 표현이 자주 쓰인다. 이렇게 포기 마인드를 느끼는 환자가 GFCF 다이어트를 하게 되면 기분이 상쾌하고 맑아진 느낌이 들거나 이유를 알 수 없이 몸의 마디마디가 무겁거나 아팠던 증상 등이 사라지기도 한다.

이처럼 당질 제한을 하면 장내 유해균과 칸디다의 세력이 약해져 장내 환경이 안정된다. 장내세균을 정상으로 유지하기 위해서는 쉽게 항생물질을 사용하지 말자. 또 칸디다가 의심되는 경우 바로 병원에서 진찰을 받길 바란다.

항생물질의 위험성

이번에 설명하는 내용은 독자 분들이 항생물질의 위험성을 이해하길 바라는 마음에서 짧게 부연하는 내용이다. 감기에 걸린 정도의 질환에는 항생물질을 사용하는 것이 바람직하지 않다. 앞서 설명한 대로, 항생물질이란 세균성 감염증을 억제하는(유해균을 죽이는) 약으로 바이러스가 원인인 감기에는 효과가 없다. 항생물질은 세균성 폐렴이나 장염 등에는 효과가 있지만, 일반적인 감기에는 사용해도 의미가 없다.

부비동염, 축농증, 중이염 등은 세균성 질환이므로 항생물질이 효과가 있으나 아이에게 사용할 때는 충분한 주의가 필요하다. 자폐증과 발달장애를 겪는 많은 아이를 진찰한 경험에 따르면, 두 살 때 중이염으로 진단받고 2주 정도 항생물질을 처방받은 뒤에 언어 발달이 정체되었다는 예가 있을 정도다.

장이 만들고 사용하는
호르몬

식욕 억제 호르몬, 펩티드YY

그렇다면 좋은 장내 환경을 만들기 위해서는 어떻게 해야 할지 살펴보자.

장내에는 다양한 종류의 장내세균이 공존하고 있다. 그중에는 유해균이라고 불리는 장내세균도 있다. 장내 환경을 안정시키는 방법으로 우리는 유산균과 비피더스균의 복용만 중요하게 생각한다. 그런데 지금까지 설명한 대로, 장의 점막을 튼튼하게 만드는 것이 유익균을 보충하는 것보다 때로는 더 중요하고 효과적인 방법이다.

건강한 장은 점막 세포들이 '밀착연접(tight junction)'이라고 불리는, 단단하게 결합해 있는 상태다. 이 밀착연접 덕분에 유해 물질이 체내로 들어오지 못한다. 그리고 밀착연접이 단단하면 식욕도 조절된다는 사실이 밝혀졌다.

장의 점막이 촘촘하게 결합해 있으면 음식물이 들어왔을 때 소화관에서 펩티드YY(PYY)가 분비된다. 펩티드YY는 식욕 억제 호르몬이다. 이 호르몬이 분비되면 소량의 식사로도 포만감을 얻을 수 있다. 즉, 과식으로 이어지지 않는다.

반대로 말하면 식욕을 조절하지 못하는, 과식 경향이 있는 사람은 이 펩티드YY 호르몬이 제대로 분비되지 않을 가능성이 있다. 자율신경이 안정되지 않은 사람일수록 당질이 많은 음식과 정크 푸드를 즐기며 식욕 조절이 되지 않는 경우가 많다. 이는 펩티드YY가 별로 나오지 않는 상태, 즉 장 점막이 약해져 결합 부분이 느슨해진 상태임을 시사한다.

펩티드YY를 늘리기 위해서는 밀착연접의 부활과 유산소 운동이 효과적이다. 밀착연접을 부활시키기 위해서는 비타민D가 필수다. 비타민D는 장 점막의 밀착연접을 유지시켜줄 뿐만 아니라, 장 점막에서 분비되어 유해균의 활성을 떨어뜨리는 항균 단백의 합성도 촉진한다. 즉, 비타민D는 장내세균의 균형을 유지하고 점막을 튼튼하게 만드는 두 가지 작용을 한다. 체내에 비타민D가 충분하고 장 점막의 밀착연접이 유지되면 식사를 통해 펩티드YY가 분비되어 적당한 식사량으로도 식욕이 억제되어 과식을 예방할 수 있다.

그리고 유산소 운동을 하면 펩티드YY의 혈중 농도가 증가한다는 사실이 확인되었다. 즉, 포만감이 없어도 적정량의 식사를 했다면, 곧바로 산책이나 걷기 운동을 하며 움직이는 것이 좋다. 이에 따라 펩티드YY가 분비되어 움직이고 있는데도 포만감을 느껴 식욕이 떨어진다. 더욱이 식사 직후에 운동을 하면 인슐린 분비가 필요하지 않아 혈당 스파이크를 예방할 수 있어 지방 합성이 자극되지 않으므로 다이어트에도 효과가 아주 좋다.

운동 방법으로는 수저를 놓으면 바로 산책을 시작한다. 이때 크게 팔을 흔들거나 발을 들어 올리며 20분 정도 걷는다. 그러면 점차 포만감을 느끼게 된다.

옛말에 '밥을 먹고 바로 누우면 소가 된다'라는 말이 있는데 실제로 식사를 하고 바로 누우면 다시 금방 배가 고파진다. 게다가 그대로 잠들게 되면 지방이 축적되어 비만의 원인으로 이어진다. '식사 후에는 곧바로 걷기'라는 습관을 들이길 바란다.

인슐린 분비를 촉진하는 GLP-1

장 점막에서는 'GLP-1'이라는 물질이 분비된다. 이는 몸에 들어온 탄수화물을 장 점막이 인식하면서 분비되는 물질로, 췌장에서의 인슐린 분비를 촉진하고 혈당치를 많이 올리지 않도록 한다. 참고로 이 과정에 뇌는 전혀 관여하지 않는다. 장에는 탄수화물이 들어온 것을 인식하는 힘이 있다. '제2의 뇌'인 장의 본성이 발휘되는 순간이다.

조금 더 자세히 설명해보겠다. 우선 우리 몸에 탄수화물이 들어오면 혈당치가 올라간다. 그러면 장은 GLP-1을 분비하여 췌장에서 인슐린을 내보내 혈당치를 내린다. 인슐린이 내내 분비되는 것은 바람직하지 않으므로, 이윽고 장은 GLP-1 분비를 줄이려고 한다. 그래서 이번에는 'DPP-4'라는 효소를 내보내 GLP-1을 줄이는 방식으로 움직인다.

당뇨병 치료에서는 이 과정을 이용하여 DPP-4의 활동을 저해하는 약이 자주 사용된다. DPP-4의 활동을 억제하면 GLP-1이 계속해서 분비되기 때문에 인슐린도 많이 분비된다. 그러므로 혈당치가 내려가는 것이다.

그러나 본래 우리 인체는 탄수화물이 들어왔을 때만 GLP-1을 내보내고 바로 분비량을 줄이도록 설계되었기 때문에, 이를 방해하여 인위적으로 인슐린을 계속 내보내는 것은 큰 문제다. 인슐린의 과도한 분비로 혈당치가 내려가면 불필요한 호르몬을 분비시키거나 지방을 합성하게 되기 때문이다.

그렇다면 당뇨병 환자는 어떻게 해야 할까? 그 방법으로 다음의 세 가지를 들 수 있다.

① 장의 점막을 튼튼하게 만들고 GLP-1이 많이 분비되도록 하여 자연스러운 인슐린 분비를 촉진한다.
② 동시에 펩티드YY를 제대로 분비시켜 식욕을 억제한다. 식사 후에 곧바로 몸을 움직여 혈당 스파이크를 예방한다.
③ 혈당치를 높이는 당질의 섭취를 피한다.

이 방법들은 매우 중요하다. 최근 연구에서는 장내세균의 균형이 사고력과 행동에까지 영향을 미칠 가능성이 제기되고 있다. 우울 경향을 보이는 쥐와 활동적인 쥐를 관찰한 결과, 장내세균의 균형이 다르다는 사실이 발견되었다. 또한 활동적인 쥐의 장내세균을 무균 쥐에게 이식하자 그 쥐도 활동적인 성향을 보였다고 한다.

기존의 견해는 장내세균의 불균형이 장 점막의 악화를 일으켜 장누수증후군 등으로 이어지면 그 결과 뇌에 악영향을 미친다는 것이었다. 그러나 이 실험 결과를 보면 장내세균의 균형 여부가 더 직접적으로 사고력과 행동에 영향을 미친다는 사실이 밝혀졌다고 할 수 있다.

장내 환경의 악화가 간 등의 염증으로 이어진다

영양부족에 의한 장 점막의 약체화, 과음, 항생물질의 남용 등으로 장의 활동이 저하되면 어떻게 되는지를 다시 한 번 정리해보자.

우선 밀착연접이 느슨해져 체내에 알레르기나 염증을 만드는 원인 물질이 침투하게 된다. 또 장내세균 자체도 점막 내부로 들어온다. 이른바 장 누수 증상이다. 그러면 펩티트YY의 분비가 저하되고 식욕 조절이 불가능해진다. 또 GLP-1의 분비도 저하되기 때문에 인슐린 분비가 어려워지고 평소와 다름없는 양의 탄수화물로도 혈당치가 올라가기 쉽다.

또한 장으로 침투한 이물질은 간, 근육, 지방, 자율신경의 근본 등에 염증을 일으킨다. 그중에서도 간은 장의 문제가 발생하면 맨 처음으로 독소가 도달하는 장기이기 때문에 큰 영향을 받는다. 간은 체내 해독이라는 큰 역할을 담당하고 있는데, 장누수증후군에 걸리면 독소가 들어오기 쉬워지는 데다 염증 때문에 해독도 어려워진다.

근육에 염증이 생겼을 때 나타나는 자각증상으로는, 몸이 뻣뻣해지고 근육 마디마디의 움직임이 둔화된다. 당연히 힘을 쓰기 어려워지기도 한다. 근육은 혈당치를 조절하는 중심적인 역할을 한다. 근육은 '근(筋) 글리코겐'이라는 물질을 쌓아 혈당치 상승을 억제하는데, 근육에 염증이 생기면 이 활동도 저하되기 때문에 혈당치 조절도 점점 어려워진다. 이는 곧 자율신경의 불균형으로 이어지는 악순환을 낳는다.

지금까지 지방세포는 여분의 칼로리를 축적한다고만 알려졌는데, 실은 염증과도 깊은 관계가 있다는 사실이 밝혀졌다. 지방세포 자체가 확장함에 따라 '사이토카인(cytokine, 혈액 속에 함유된 면역 단백의 하나. 세포의 증식, 분화, 세포 사멸 또는 상처 치료 등에 관여하는 다양한 종류의 사이토카인이 존재하며, 특히 면역과 염증에 관여하는 것이 많다-옮긴이)'이라고 불리는 다양한 물질을 분비한다. 이 사이토카인에 의해 온몸의 염증이 일어나 자율신경에도 영향을 주어 더 큰 악순환으로 발전한다.

지금까지의 내용대로, 장 점막 세포들 사이의 밀착연접이 느슨해져 장벽의 울타리가 무너지면 다양한 문제가 생긴다. 장 점막을 약하게 만들지 않기 위해서는 앞서 설명한 대로 항생물질 등을 되도록 사용하지 말고 장내세균을 균형 있는 상태로 만드는 것이 중요하다.

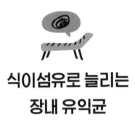

식이섬유로 늘리는
장내 유익균

유익균을 늘리는 식사로 유해균을 줄이다

장내 환경, 장내세균과 같은 화제 속에서, 최근 '장내 플로라'에 대한 관심이 높아지고 있다. '플로라(flora)'란 '꽃밭'이라는 의미로, 같은 종류의 장내세균이 모여 장벽을 감싸고 있는 모습을 표현한 말이다. 장내세균은 크게 세 가지로 나뉜다.

- 몸에 좋은 작용을 하는 '유익균'(유산균, 비피더스균 등)
- 몸에 나쁜 작용을 하는 '유해균'(웰치균, 황색포도상구균 등)
- 어느 쪽이든 우열한 쪽에 작용하는 '기회주의적 병원균'(대장균 등)

이 세 가지 균이 장내에서 세력 다툼을 하고 있는데, 이것이 바로 장내 플로라다. 장내 환경을 안정시키기 위한 핵심은 장내 플로라를 좋은 상태로 만드는 것이다.

그렇다면 장내 플로라가 좋은 상태란 어떤 상태를 말하는 것일까? 바로 유익균의 세력이 강하고 유해균의 세력이 약한 상태다. 이를 위한 열쇠는 장내세균의 대부분을 차지하는 기회주의적 병원균이다.

앞서 설명한 대로 기회주의적 병원균은 세력이 큰 쪽의 영향을 받아 그쪽에 힘을 보탠다. 그러므로 유익균보다 유해균의 세력이 커지면 기회주의적 병원균도 유해균과 같은 작용을 하기 시작한다.

따라서 장내 환경을 안정시키기 위해 유해균을 줄이고 싶다면, 유해균을 줄이는 노력보다 유익균을 늘릴 방법을 생각하는 것이 좋다. 왜냐하면, 장내세균의 총량은 거의 일정하여 유익균이 증가하면 유해균은 줄어들기 때문이다. 오셀로 게임(64개의 칸에 흑백 말을 늘어놓고 상대편의 말을 자기의 말 사이에 끼이게 하여 자기 말의 색깔로 바꾸어 가면서 승패를 결정하는 게임-옮긴이)과 같은 이미지를 떠올리면 좋다.

유익균을 늘리는 식생활을 하면 손쉽게 장내 환경을 안정시킬 수 있다.

장내 유익균을 늘리는 열쇠는
바로 식이섬유

유익균을 늘리는 식생활에서 중요한 것이 식이섬유다. 식이섬유는 유익균의 먹이가 되어 장내 플로라에서 유익균의 세력 확대를 촉진한다.

식이섬유는 영양소가 아니지만, 다양한 장점이 있다.

- 독을 배출하고 장내 환경을 개선한다.
- 당질의 흡수를 억제한다.
- 간을 보호한다.
- 연동운동을 촉진하고 장내에 변이 머무는 시간을 조절하여 변비를 해소한다.
- 부신피질의 피로를 개선한다.
- 콜레스테롤의 배설을 촉진한다.

식이섬유를 섭취하기 위해서는 채소를 많이 먹으면 좋은데, 문제는 그만큼 대량으로 채소를 먹을 수 없는 경우다. 물론 채소를 많이 사서 매일 먹는다면 좋을 테지만 쉽지 않은 일이다. 그런 이유로 영양제의 활용을 추천한다. 영양 보충제라면 식사 보조

장내 플로라란?

플로라란 '꽃밭'이라는 의미.
같은 종류의 장내세균이 모여
장벽을 감싸고 있는 상태를 표
현한 말.

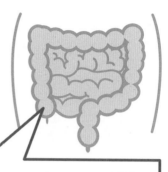

유익균	기회주의적 병원균	유해균
몸에 좋은 작용을 한다. (유산균, 비피더스균 등)	우세한 쪽에 힘을 보탠다. (대장균 등)	몸에 나쁜 작용을 한다. (웰치균, 황색포도상구균 등)

"유익균이 증가하고 유해균이 줄어들면
장내 플로라는 안정된다"

로 손쉽게 섭취할 수 있고, 지속적으로 섭취하는 것도 어렵지 않기 때문이다.

현대인은 식이섬유가 부족하다

신석기시대부터 인간은 군락을 형성하고 단체 생활을 했다. 그 무렵에는 이미 농경도 시작되어 생활양식이 현대의 우리와 꽤 흡사했다.

그러나 식생활에서 크게 다른 점이 있었다. 바로 현대인들에 비해 단백질 섭취는 약 2배, 식이섬유 섭취는 약 8배나 많았다는 사실이다. 반대로 말하면 그만큼 현대인들의 식이섬유 섭취가 줄었다는 것이다.

장내 유익균은 식이섬유를 에너지원으로 삼기 때문에 식이섬유의 양이 줄어들면 당연히 장내 유익균의 활성이 저하되고 장의 상태가 나빠진다.

또 식이섬유는 혈당치를 안정화시키는 작용도 한다. 그래서 식사의 맨 처음에 식이섬유를 먹으면 급격한 혈당치 상승을 막을 수 있다. 자율신경을 안정시키기 위해서도 식이섬유를 먼저 먹는 식사가 중요하다.

식이섬유 섭취가 감소한 또 다른 이유는 곡물의 정제다. 신석기시대에는 쌀겨와 밀기울을 제거하는 정도로 먹었을 테니 식이섬유의 양을 충분히 확보할 수 있었다. 그런데 현대인은 곡물을 새하얗게 정제해서 먹기 때문에 곡물에 원래 함유된 식이섬유를 섭취하지 못한다.

곡물의 정제가 당연해진 시기는 제2차 세계대전 이후부터다. 자료를 봐도 1950년대부터 급격하게 식이섬유의 섭취량이 줄고 있다. 반대로 천식, 알레르기, 우울증 등이 급증했다. 그 원인 관계는 입증되지 않았지만 적어도 그러한 사실이 있다고 인식하는 편이 좋을 듯하다.

세로토닌이 장의 흡수를 억제한다

1장에서 말한 대로, 몸이 스트레스를 받았을 때 분비되는 세로토닌은 95%가 장에서 만들어진다. 세로토닌은 몸이 전투 상태에 들어가면 불필요한 독소를 몸에 들이지 않도록 장의 움직임을 활발하게 만들어 흡수를 억제한다. 그리고 설사를 일으켜 음식물을 되도록 빨리 몸 밖으로 배설시키려고 한다.

세로토닌이 과도하게 분비되어 설사를 하게 되면 그로 인한 통증과 불쾌감, 불안감이 스트레스가 되어 뇌에 한층 더 악영향을 준다.

세로토닌의 재료가 되는 것은 '5-하이드록시트립토판(5-HTP)'이라는 물질로, 이 물질이 뇌에 직접 들어가면 세로토닌이 더욱 과잉인 상태가 된다. 과민성대장증후군은 주로 세로토닌 과잉으로 일어난다는 점에서 '라모세트론 염산염(제품명: 이리보)'이라는 약으로 세로토닌의 분비를 억제하는 치료를 한다. 과민성대장증후군의 원인은 세로토닌만이 아니지만, 이 약을 복용하여 설사가 딱 멈췄다면 설사(장)와 뇌 사이에서 스트레스의 악순환이 있었다고 할 수 있다.

이처럼 세로토닌은 까다롭기는 하지만, 본래 방어 반응을 담당하기 때문에 상당히 중요한 물질이다. 핵심은 다른 물질과의 균형을 취하는 것이다. 이때 특히 중요한 물질이 GABA다. GABA는 진정계의 신경전달물질로 몸의 폭주를 억제하고 안정시키는 작용을 한다.

최근 장내세균이 GABA를 만든다는 사실이 밝혀졌다. GABA는 장내세균의 균형을 맞추고 장의 움직임을 안정화하여 필요한 요소를 흡수시키는 활동을 하고 있다.

아이의 장내 플로라는
엄마의 질에서 만들어진다

만일 임신을 계획하고 있다면 지금부터 태어날 아기를 위해서 엄마의 장내 환경과 질내 환경을 안정시키는 것이 좋다.

장내 플로라는 태어났을 때부터 만들어지기 시작하는데, 태아가 모체에 있을 때는 무균 상태이므로 아직 장내세균은 없다. 즉 장내 플로라가 없는 상태다. 그런데 아기는 태어나면서 산도를 통과할 때 엄마의 질을 핥으며 나온다. 그때 아기는 처음으로 균에 노출되고, 비로소 장내 플로라가 생기기 시작한다.

더욱이 아기는 위산의 분비가 매우 약하기 때문에 이때 삼킨 균은 모두 장으로 들어간다. 따라서 엄마의 질에 있는 균의 균형이 아이의 장내 플로라와 크게 관계되는 것이다.

즉, 아이의 장을 지키기 위해서는 엄마의 질내 균의 균형이 적절한 상태여야 한다.

기름을 바꾸면
장의 문제를 잡을 수 있다

생선 기름이 염증을 억제한다

자율신경 기능 이상으로 장의 문제가 생기면 여러 조직에 가벼운 염증이 생긴다는 사실은 앞서 설명했다. 이 염증을 억제하면 짜증과 같은 정신적인 스트레스의 해소로 이어질 수 있다.

여기서 중요한 것이 기름의 섭취 방법이다. 왜냐하면, 질 좋은 기름은 장의 염증을 억제한다는 사실이 밝혀졌기 때문이다.

기름은 크게 구분하면 실온에서 굳기 쉬운 '포화지방산'과 실온에서 액체 상태인 '불포화지방산'으로 나뉜다. 포화지방산이 많은 제품에는 버터, 요리용 돼지기름(라드), 코코넛 오일 등이 있다. 상온에서는 고형이기는 하지만 마가린이나 쇼트닝은 인공적으로 굳힌 것이며, 이후 설명할 트랜스 지방산도 많이 포함하고 있어 되도록 피해야 할 지방이다.

실온에서 액체 상태인 불포화지방산에는 주로 다음의 세 종류가 있다.

- 오메가9: 올리브유, 유채유 등 올레산이 많은 기름
- 오메가6: 샐러드유, 옥수수기름, 홍화유 등 리놀레산이 많은 기름
- 오메가3: 등 푸른 생선의 기름, 들기름, 아마유 등 DHA·EPA와 알파-
  리놀렌산이 많은 기름

여기서 주목할 것은 '필수지방산'이라고 부르는 오메가6와 오메가3다. 필수지방산이란 몸 안에서 합성되지 않으므로 식재료를 통해 섭취하지 않으면 갖가지 영향을 초래하는 지방산을 말한다. 단, 오메가6의 리놀레산은 샐러드유 등에 포함되어 인체에 필요한 충분한 양을 우리가 매일 섭취하고 있다고 알려졌다. 최근에는 오메가6 지방산의 과잉 섭취가 문제시되고 있어 섭취 부족을 걱정할 필요는 없다. 한편 오메가3 지방산은 적은 섭취량이 문제가 되고 있다.

장뿐만 아니라 몸의 염증을 억제하기 위해 가장 효과적인 기름은 오메가3 계열이다. 오메가3의 필수지방산은 많은 장점이 있다. 염

증 억제 작용은 물론이고 혈전 억제 작용, 혈관 확장 작용, 알레르기 억제 작용 등을 한다. 즉, 장의 염증을 억제하고 혈류를 개선하며 콜레스테롤 수치를 낮추기까지 한다.

샐러드유와 옥수수기름 등에 많이 포함된 오메가6 계열(리놀레산)은 필수지방산이기는 하지만, 오메가3 계열과는 반대로 염증 촉진 작용을 한다. 따라서 자율신경이 불안정한 사람, 자율신경의 균형을 맞추고 싶은 사람은 오메가6 계열 기름의 사용을 반드시 피하는 편이 좋다.

여기서 중요한 점은 기름 섭취의 균형이다. 절대 섭취해서는 안 된다는 의미가 아니므로 '샐러드유는 절대 사용하지 않겠다'처럼 지나치게 민감해질 필요는 없다. 다만 의식적으로 등 푸른 생선(고등어, 꽁치, 방어 등)을 통해 오메가3 기름을 섭취하는 것이 좋다.

그렇다면 가정에서 자주 사용하는 버터는 어떤 기름에 속할까? 버터는 단쇄지방산, 포화지방산이라는 물질이 많아 염증을 촉진도 억제도 하지 않지만, 케톤체를 늘리는 작용이 강하다. 장에도 좋아서 섭취를 권할 만하다.

육류의 지방도 버터와 마찬가지로 포화지방산이 많이 포함된 지방이다. 예전에 나의 클리닉을 찾아온 환자 중에 두 기름 모두 실온에서 굳기 때문에 체내에서도 녹지 않고 굳어져서 혈액이

걸쭉해지는 것이 아니냐며 걱정하는 분이 있었다.

그러나 이것은 큰 오해다. 육류와 버터의 기름은 흡수될 때 물에 잘 녹도록 단백질에 둘러싸여 혈액 안으로 들어간다. 그 후 거의 수 시간 내에 온몸의 조직으로 흡수되어 에너지원이 된다. 그러므로 걱정할 필요가 전혀 없다. 잔병치레하는 사람이나 체력이 떨어진 사람은 계속해서 먹어도 좋다.

날것 그대로 사용하는 식물성 기름 중에서는, 최근 유행하고 있는 들기름(알파-리놀렌산)과 아마유도 생선 기름과 성분이 비슷한 오메가3 계열의 지방산이므로 섭취를 추천한다. 또한 가열하는 요리에는 오메가3 계열의 지방산은 맞지 않으므로 오메가9 계열의 올리브유(올레산)를 사용하는 편이 가장 적합하다.

산간지대에서 살던 사람은 어떻게 오메가3를 섭취했을까?

그런데 바닷가 근처에 사는 사람은 예로부터 생선으로 오메가3 계열 기름을 섭취할 수 있었지만, 산간지대에서는 그러기가 어렵다. 그래서 자주 먹었던 것이 호두다. 견과류에는 기름이 풍부하게 포함되어 있는데, 오메가3 계열의 기름을 섭취할 수 있는 종류는 호두뿐이다.

호두는 전 세계 산간지대에 자생하고 있어 다양한 향토 요리에 사용된다. 일본의 경우 동북지방에서 호두를 자주 먹는다. 아마 호두에 포함된 기름이 건강에 좋다고 옛날부터 알려져 있었기 때문이 아닐까 싶다. 호두는 간식으로도 딱 알맞으므로 꼭 섭취를 권하고 싶다.

지금껏 자율신경 기능 이상이라고 하면 심료내과나 정신건강의학과에서 처방된 약을 먹고 잠시 일을 쉬거나 스트레스를 받지 않도록 하는 정도밖에 대처법이 없었다. 하지만 지금까지 설명한 내용에 따르면, 당질을 피하고 먹는 순서를 바꾸면 혈당을 안정시킬 수 있다. 또한 장내 플로라의 균형을 맞추고 장의 점막을 튼튼하게 만듦으로써, 혈당이 안정됨은 물론이고 식욕 조절이 쉬워지며 짜증과 같은 교감신경의 억제도 가능해진다는 사실을 알아보았다.

다만 이것만으로 충분하다고는 할 수 없다. 자율신경이 올바르게 작동하는 데 필요한 신경세포와 뇌내 호르몬, 장내 호르몬 등은 영양소가 부족하면 균형이 깨지기 때문이다.

다음 장에서는 자율신경의 안정을 위해 꼭 섭취해야 할 영양소들에 대해 구체적으로 살펴보겠다. 올바른 영양소를 섭취하면서 당질을 제한하고 장의 균형을 맞추면 자율신경은 안정된다.

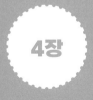

4장

올바른 영양소를 섭취하면
활력이 되살아난다

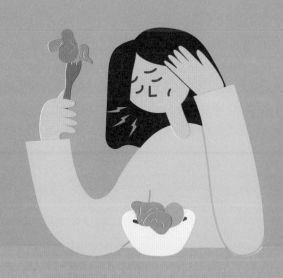

비타민B군
_원인 불명의 통증을 없애준다

모든 악의 근원인 당화를 억제하는 비타민B6

혈당치의 상승과 저하에 따라 자율신경이 불안정해지고 장내세균의 균형이 나빠져 염증을 일으킨다는 것은 이미 설명한 바다. 이에 더해 다른 작용으로도 염증이 생긴다는 사실이 밝혀졌다.

인체는 단백질 덩어리로, 근육은 물론 혈액에도 헤모글로빈 등의 단백질이 포함되어 있으며, 몸에서 일어나는 반응과 관련된 효소와 호르몬도 대부분 단백질이다. 즉, 인간은 단백질로 구성되고 움직인다고 바꿔 말할 수 있다.

단백질은 당과 들러붙기 쉽다. 들러붙는다는 표현이 적절한지는 제쳐두고, 당은 단백질에 농도 의존으로 부착한다. 이와 같이 단백질에 당이 부착하는 것을 '당화(糖化)'라고 부른다. 당화된 단백질은 본래 역할을 수행하지 못하게 된다.

예를 들어 당뇨병 환자는 혈액 중의 '헤모글로빈 A1c(당화혈색소)'라는 항목을 검사한다. 이는 헤모글로빈이라는 단백질에 포도당이 붙은 물질로 헤모글로빈 A1c가 6.5% 이상이 되면 당뇨병으로 진단된다.

당뇨병이 진행되면 헤모글로빈 A1c가 10% 정도까지 올라간다. 즉, 10%의 헤모글로빈은 체내에 산소를 운반하지 못한다는 의미다. 헤모글로빈 양의 기준치는 대체로 14g이므로 10%가 A1c가 되면 12.6g만 제 역할을 한다. 그러므로 체내에서 운반되는 산소가 줄어들고 매우 피곤함을 느끼는 것이다.

헤모글로빈뿐만 아니라 단백질에 당질이 결합하면 '아마도리 화합물(amadori compound)'이라는 물질이 되고, 이를 내버려두면 '최종당화산물(AGE)'이라는 물질이 된다. 이 AGE가 축적된 상태를 '카보닐 스트레스(carbonyl stress)'라고 하며 이에 따라 몸의 염증이 발생한다.

당뇨병은 높은 혈당치가 지속되는 상태이므로 카보닐 스트레스도 높아진다. 그런데 당화는 고혈당 수치가 단시간만 나타나더라도 진행되는 반응이다. 즉, 당뇨병으로 진단받지 않더라도 식후에 일시적으로 혈당치가 상승하는 식후 혈당(혈당 스파이크)

에서는, 당화가 진행되고 카보닐 스트레스도 높아진다. 종합검진이나 건강검진에서는 발견되지 않은 혈당 스파이크가 뇌경색이나 심근경색뿐만 아니라 암과 우울증과도 관련된다는 사실이 밝혀진 것은 최근의 일이다.

해명되고 있는 정신 질환의 원인

카보닐 스트레스는 조현병과 같은 정신 계열의 질환에도 관여한다. 조현병의 진단 기준은 환각, 망상 등이 일정 기간 동안 이어지는 것이다. 원래 정신 질환의 대부분은 증상을 기반으로 정신건강의학과 의사가 진단한다. 내과의 당뇨병이나 고혈압처럼 명확한 검사 결과의 수치에 따른 진단이 아니며, 암과 같이 화상이나 조직검사로 진단하지도 않는다.

그러므로 다양한 원인이 있다고 해도 환각과 망상을 호소하면 구별 없이 조현병으로 진단된다. 또한 환자가 의욕이 없다든지 즐겁지 않다는 등의 증상을 호소할 경우, 다른 원인이 있어도 우울증으로 진단된다.

예전에 한 방송에서도 정신건강의학과에서 병을 진단하는 방법은 매우 모호하며, 같은 증상이더라도 병원에 따라 진단도 처방되는 약도 크게 다르다고 지적한 바가 있다.

조현병의 진단 기준이 되는 환청이란 '살 가치가 없으니까 죽어'와 같은 무서운 말이 실제처럼 들리는 증상이며, 망상이란 예컨대 자신이 전자파로 감시받고 있다는 식으로 인식하는 것이다.

조현병에 효과가 있다는 약제를 복용해도 좀처럼 증상이 나아지지 않고 입원 후 장기간의 치료가 필요한 환자 중에는 카보닐 스트레스가 원인으로 작용했을 가능성이 보고되었다. 그 보고에는 기존 진단 기준에서 조현병으로 진단된 환자의 4분의 1 정도는 카보닐 스트레스가 원인으로 의심된다고 적혀 있다.

비타민B군이 몸의 당화와 산화를 막는다

비타민B군은 수용성으로, 조효소(효소에 작용하여 효소가 활성을 띠게 하는 물질-옮긴이)로서의 역할이 대부분이라 지금까지 미량으로도 충분하다고 생각되었다. 그러나 최근 연구에서는 당화를 방지하고 카보닐 스트레스에 대항하며, 더욱이 지질을 산화시키지 않는 작용(항산화 작용)을 한다는 사실이 밝혀졌다. 영양학 분야에 정통한 사람으로서 말하자면 이는 상당히 놀랄 만한 사실이다.

신체가 산화되면 스트레스를 받아 자율신경이 불안정해진다.

거기에 비타민B군이 부족해지면 신경전달물질이 제대로 만들어지지 않고 나아가 자율신경의 균형이 깨진다. 따라서 비타민B군을 섭취하자는 것이 지금까지의 내용이다.

그러나 비타민B군 자체가 당화와 산화를 예방하는 작용을 한다면 이야기가 또 달라진다. 비타민B군 부족으로 당화가 촉진되고 AGE가 만들어져 카보닐 스트레스를 초래하고, 나아가 비타민B군 부족에 따른 항산화력의 저하와 더불어 모든 건강상의 악의 근원이 만들어진다는 뜻이 된다.

즉, 지금까지 원인 불명으로 여겨졌던 많은 증상에 비타민B군의 부족이 관계있을 가능성이 있다. 그러나 비타민B군은 눈, 어깨, 허리 통증에 효과가 있다는 정도로만 여겨졌을 뿐, 일반적으로 이 사실은 아직 많이 알려지지 않았다.

이미 앞서 니아신(비타민B3)의 중요성을 반복해서 말했는데, 비타민B군, 즉 비타민B1, B2, 니아신, B6, 엽산(B9), B12는 서로 협력하며 작용한다. 그러므로 각각의 비타민을 섭취하는 것도 효과가 있지만, 전부 한꺼번에 섭취하는 것이 합리적이다. 특히 장내세균의 균형이 무너지면 비타민B군이 급속하게 줄어든다. 시중에 혼합 영양제도 많이 나와 있으므로 이를 사용하는 것도 하나의 방법이다.

비타민C
_스트레스를 줄여준다

비타민C는 한꺼번에 섭취하는 것보다
몇 회에 걸쳐 조금씩 나누어 섭취하면 좋다

스트레스에 대한 반응은 크게 내분비계와 신경계로 나뉜다. 부신은 양쪽 모두에서 스트레스에 대항하는 데 사용되는 기관이다. 스트레스를 받으면 뇌하수체에서는 ACTH라는 호르몬이 분비되는데, 이를 통해 부신피질에서 코르티솔을 내보내어 스트레스에 대항한다. 이것이 내분비계에서 이루어지는 스트레스에 대한 반응이다. 한편 신경계에서는 자율신경의 활동으로 부신수질을 통해 아드레날린이 분비되어 스트레스에 대항한다.

엄밀히 말하면 자율신경의 역할은 이뿐이지만, 호르몬 조절에도 자율신경이 관련되어 있으므로 양쪽 모두 자율신경의 반응으로 생각해도 된다. 스트레스를 받으면 이 두 가지 반응으로 대항하게 되는데 이때 중요한 것이 비타민C. 비타민C는 부신피질과 부신수질을 보호하는 역할을 하기 때문이다.

또 비타민C는 다양한 조직에 포함되어 있다. 비타민C가 많은 곳은 부신, 자율신경의 호르몬 조절을 하는 뇌하수체, 뇌 등이다. 눈 안에 있는 수정체에도 많아 비타민C가 부족하면 백내장에 걸릴 우려가 있다.

비타민C는 수용성이므로 효과를 높이려면 섭취 방법을 잘 생각해야 하는데, 한 번에 많이 섭취하지 말고 몇 회에 걸쳐 조금씩 섭취하는 것이 중요하다. 한 번에 많이 섭취하면 그만큼 혈중 농도가 올라가는 장점이 있지만, 소변으로 배출되는 양도 늘어난다. 흡수될 수 있는 만큼의 양을 자주 섭취하는 것이 가장 효율적이다.

그러나 비타민C를 흡수할 수 있는 양은 개인차가 매우 크다. 1g의 섭취만으로도 곧장 가스로 배출되거나 속이 더부룩해지는 사람도 있다. 이는 비타민C를 흡수할 수 없다는 신호다. 상태에 따라서 2g의 섭취만으로 괜찮을 때도 있다.

대략적인 기준으로는 200~500mg의 비타민C 영양제를 2시간마다 복용하면 좋다. 레몬 등 식재료를 통해 이 양을 섭취하기는 불가능하다.

스트레스를 줄여 부신을 지키자

최근 '부신 피로'라는 개념이 주목받고 있다. 만성적인 스트레스로 부신이 피곤해지고 저항력이 약해지는 것이다. 부신에서 코르티솔이 제대로 분비되지 않으면 저혈당이 되거나 알레르기 증상을 억제하기가 어려워진다. 또 아드레날린이 분비되지 않으면 의욕 저하와 우울증이 나타난다.

다만 부신 피로 초기에는 스트레스에 대항하기 때문에 코르티솔도 아드레날린도 약간 많이 분비된다. 그래서 이상하게 몸 상태가 좋고 잠을 많이 자지 않아도 일을 척척 해내는 데 문제가 없다.

그런데 1년 정도 이러한 상태가 계속되면 부신이 피로할 대로 피로해져 스트레스 저항이 불가능하여 다양한 증상이 나타난다. 이러한 과정을 거치며 우울증이 발병하는 경우가 많으므로 충분한 주의를 기울여야 한다. 부신을 관리하기 위해서는 역시 스트레스를 줄이는 방법밖에 없다. 이는 곧 자율신경의 균형을 유지하여 부신에 부담을 주지 않도록 해야 한다는 의미다.

비타민D
_ 겨울철 건강을 지켜준다

비타민D 부족이 겨울철 우울증의 원인?!

3장에서도 언급했듯이 비타민D를 섭취하면 장 점막의 결합이 견고해져 장누수증후군을 예방할 수 있다.

한편 최근에는 비타민D와 뇌의 관계성이 언급되고 있다. 대표적으로는 계절성 감정 장애다. 예를 들어 겨울이 되면 우울증과 같은 증상이 나타나는 사람이 있는데, 흔히 '윈터 블루(winter blue)', '겨울철 우울증' 등으로 불린다.

겨울철 우울증은 일조 시간이 짧아지면 발생하기 쉬우며, 특히 20~30대 여성에게 많이 나타난다. 당연하겠지만 적도를 기준으로 위도가 30도 이내인 열대지방에서는 겨울철 우울증에 걸리

는 사람이 없으며, 반대로 북유럽 등지에는 겨울철 우울증 환자
가 많다.

겨울철 우울증의 원인으로 일조 시간이 짧아지면서 세로토닌
과 멜라토닌 등의 균형이 깨진다는 점을 꼽아왔다. 그러나 최근
에는 겨울철 우울증의 큰 원인 중 하나로 비타민D 결핍을 들고 있다.

비타민D는 피부가 태양의 자외선을 쬐면서 만들어진다. 당연
히 겨울이 되면 그 작용이 저하되고 비타민D가 줄어든다. 아직
가설이긴 하지만 그것이 겨울철 우울증과 관련되어 있다는 생각
이 점차 퍼지고 있다.

나의 클리닉 환자 중에도 초가을부터 우울증과 같은 증상이
나타나는 사람이 있어서 비타민D를 복용하게 했다. 이에 따라
겨울철 비타민D 저하를 예방할 수 있는 것이다.

적도 직하에서 온종일 거의 알몸으로 생활하는 사람으로부터 채
혈 후 비타민D의 혈중 농도를 측정한 연구에 따르면 혈중 비타민D
농도가 50ng/ml나 되었다. 일본인의 경우 혈중 비타민D 농도는
10~30ng/ml 정도가 일반적이다.

피부색은 북쪽으로 갈수록 하얘지는데 이는 비타민D를 만들
필요가 있기 때문이다. 자외선은 피부색이 진하면 체내에 별로
도달하지 않는다. 일조량이 적은 북쪽 지방에서 사는 경우 자외
선의 체내 도달률이 줄어들면 비타민D가 만들어지지 않는다. 그

래서 적도 부근은 흑인종, 중위도는 황인종, 고위도는 백인종이
많다고 여겨진다.

비타민D가 감기와 독감을 예방한다

예전에 미국에서는 결핵에 걸리는 흑인이 많았다. 결핵은 면역
력이 떨어지면 발병하므로 흑인의 생활수준 저하가 원인으로 생
각되었다. 그러나 백인과 다름없는 생활을 하는 흑인에게서도
결핵이 많이 나타난 데다 중증으로 발전하기 쉬웠다. 이는 그만
큼 면역력이 떨어졌다는 것이다.

그래서 비타민D의 혈중 농도를 측정해본 결과, 흑인은 백인보
다 비타민D 혈중 농도 수치가 매우 낮았다. 위도가 같은 지역에
서 생활할 경우, 흑인은 자외선을 흡수하기 어려워 상대적으로
백인에 비해 체내의 비타민D가 부족해진다. 이에 따라 비타민D
와 면역력 사이의 관계가 주목받게 되었다.

2000년을 지나자 우울증, 자폐증, 파킨슨병, 알레르기 질환과
의 관계성도 주목받기 시작해 비타민D의 중요성은 더욱 커지고
있다. 예컨대 겨울이 되면 감기에 잘 걸리는데 여기에도 비타민D 부
족이 관여한다. 봄부터 여름에 걸쳐 비타민D의 혈중 농도가 올라

가는데 겨울에는 떨어지기 때문이다.

　실제로 수백 명을 대상으로 한 실험이 있다. 플라세보(위약)와 비타민D를 먹은 사람을 비교해보니 플라세보를 먹은 사람은 역시 겨울에 감기에 잘 걸렸다. 비타민D를 먹은 사람도 감기에 걸리기는 했으나 겨울에 잘 걸린다는 계절성 변동이 사라졌다.

　이러한 점을 참고하여 이듬해에는 피험자 모두에게 고용량 비타민D를 먹게 한 결과, 감기에 걸린 사람이 거의 없었다는 결과가 나왔다. 또 초등학생에게 같은 실험을 한 결과, 비타민D를 먹은 아이는 독감에 걸리지 않았다는 보고도 있다.

　즉, 겨울에 감기에 잘 걸리는 원인은 추위와 건조함만이 아니다. 겨울이라는 계절적 환경이 바이러스 증식을 촉진하는 것은 사실이지만, 바이러스는 여름에도 존재한다. 그러나 여름에는 자외선에 의해 비타민D가 활발하게 만들어지고, 그로 인해 면역력이 높아지기 때문에 인체의 바이러스 대항이 가능하다.

　따라서 겨울을 건강하게 보내기 위해서는 여름에 충분히 자외선을 쬐어둘 필요가 있다. 그런데 특히 여성은 자외선 차단제를 바르거나 양산을 쓰는 등 다양한 방법으로 자외선을 피하곤 한다. 이는 평소 비타민D 결핍으로 이어진다.

　나의 클리닉에서는 환자들의 혈중 비타민D의 농도를 측정하여 필요한 경우에는 영양제를 사용해 최적의 농도를 유지하도록 하고 있다. 겨울철 독감 예방을 목적으로 비타민D를 섭취하게 하니 많은 환자가 이듬해 꽃가루 알레르기 증상이 더불어 좋아 졌다. 지금은 나를 포함해 꽃가루 알레르기 치료를 위한 영양요법에서 비타민D는 없어서는 안 될 영양소다.

생선 내장만큼은 충분히 먹어야 한다

최근 임신부의 비타민D 결핍이 심각하여 아기도 비타민D 결핍 상태로 태어나고 있다. 이 때문에 골격의 이상을 초래하는 구루병이 다시 늘고 있다.

구루병은 예전에 일조 시간이 짧은 동북지방이나 영양 상태가 나쁜 아이에게서 많이 발병하던 질환이다. 구루병이 현대에 들어 증가한 이유는 엄마의 비타민D 결핍과 차양을 친 유아차 등이 보급되면서 아기도 비타민D를 생성할 수 없게 되었기 때문이다.

아이들에게서 꽃가루 알레르기가 증가한 이유도 비타민D 결핍이 하나의 원인이다. 실제로 비타민D를 충분히 먹게 하면 알레르기가 극적으로 개선되는 경우가 많다.

비타민D가 풍부하게 포함된 대표적인 음식은 생선 내장이다. 그래서 주전부리로 마른 멸치나 뱅어포를 먹으면 좋다. 열빙어도 좋고, 가을에는 꽁치를 내장째로 먹는다. 생선 내장에는 오메가3 계열의 기름인 EPA 등도 풍부하므로 건강에 매우 좋다.

영양제는 원재료에 따른 효과가 각각 다르다. 내가 먹고 있는 비타민D의 원재료는 대구 간의 기름이라 효과가 높다. 물론 EPA 등도 풍부하게 포함되어 있다.

한편 저렴한 영양제의 원재료에는 무려 양모가 사용된다. 울 소재로는 만들 수 없는 양모를 세척하여 자외선을 쪼이면 비타민D가 증가하는데 이를 추출하여 영양제로 만든 것이다. 물론 생산 과정에서 위생 관리가 철저하게 이루어지기 때문에 품질에는 아무 문제가 없지만, 역시 생선 내장에서 추출한 비타민D에 비하면 효과는 아무래도 낮을 것이다.

비타민D가 항균 펩티드를 만든다

겨울이 되면 아토피성 피부염이 나빠지는 사람도 많다. 비타민D에는 항균 펩티드(작은 단백질)를 만드는 작용이 있다. 겨울이 되어 체내에 비타민D가 줄어들면 항균 펩티드도 줄어들어 몸의 저항성이 약해지기 때문에 감기에 잘 걸린다.

아토피성 피부염은 예전부터 겨울철에 증상이 나빠진다고 알려져 있다. 이것도 비타민D 부족과 관련이 있다는 사실이 밝혀졌다. 지금까지는 겨울철 건조함이 아토피 증상의 악화 원인으로 여겨졌는데, 비타민D에 주목하게 되면서 새로운 사실이 판명된 것이다.

몽골의 수도 울란바토르에, 겨울이 되면 피부에서 항균 펩티드가 줄어든다는 사실을 발견한 연구자가 있다. 겨울철 울란바토르는 우리와 마찬가지로 일조 시간이 짧다. 그러면 피부에 있는 '베타-디펜신'이라는 항균 펩티드가 줄어들어 피부의 유해균이 증가한다. 이 때문에 염증이 발생하여 아토피성 피부염이 악화하기 쉽다.

또 감기는 코인두(코와 목 사이)에서 발생하는 경우가 많다. 즉 입안에 바이러스와 세균이 들러붙어 감기에 걸리게 되는 것이다. 그래서 인체는 코인두에 바이러스와 세균이 들어오면 바로 항균 펩티드를 내보내 사멸시키고 내부에 들어오지 못하도록 한다.

코인두와 관계된 질환에는 축농증이 있는데, 축농증 환자는 입안의 포도당 농도가 높다. 그 이유를 조사한 결과, 단맛의 자극은 항균 펩티드를 만드는 작용을 억제하기 때문에 염증을 매우 잘 일으키는 것으로 밝혀졌다. 축농증이 아니어도 단맛의 자극을 입안에서 제거하는 것이 중요하다.

이와 반대로 비타민D가 항균 펩티드를 만드는 작용에는 쓴맛의 자극이 관계되어 있다. 따라서 식후에 쌉싸래한 맛의 녹차나

커피를 마셔 코인두를 촉촉하게 적시면 감기 예방에 아주 효과적이라 할 수 있다.

철분

_우울증과 수면 장애에 도움을 준다

우리 몸은 항상 철 결핍 상태다

다음으로 미네랄도 살펴보자. 철은 가장 중요한 영양소 중 하나이기 때문에 조금 많은 지면을 할애하여 설명하고자 한다.

철은 특수한 미네랄이다. 철 이외의 미네랄은 신장을 통해 체외로 배출되어 체내에서 그 양이 과도해지지 않도록 조절되고 있다. 한편 철에는 그러한 배출 경로가 애초에 없다. 우리 몸은 항상 철 결핍 상태이므로 체내에 철이 들어오면 밖으로 내보내지 않으려고 하기 때문이다.

중학교 때 자연과학 시간을 떠올려보자. 원자는 전하를 띤 이온이 되기도 하는데, 그 성질은 플러스 산이나 마이너스 염기로 나뉜다고 배웠을 것이다. 지구가 탄생했을 때는 공기 중의 산소량이 적었기 때문에 철은 2플러스(2가)의 성질이었다. 그러나 식물이 자라는 등 산소의 양이 점차 늘어나면서 산화가 진행되어 3플러스(3가)의 성질이 되었다.

생물은 2가의 철을 이용하기 쉽고 3가가 되면 산화되어 녹과 같은 상태가 되므로 체내로 흡수되기 어렵다. 예를 들어 일반적으로 철분을 많이 포함하고 있는 식품으로 알려진 시금치, 톳 등은 모두 3가의 철로 체내에서 흡수가 매우 어렵다. 그런 이유로 우리 몸은 철 결핍이라는 문제가 생기기 쉬워 철이 체내에 들어오면 배출하지 않는 구조가 만들어졌다.

그래도 인류가 수렵 생활을 하던 때는 육류를 자주 먹었기 때문에 나름대로 철을 섭취할 수 있었다. 그런데 농경 생활을 하면서 곡물 섭취가 일반적인 식생활 형태로 자리를 잡자 인체는 항상 철 결핍 상태가 되었다.

실제로 1997년 세계보건기구의 보고에는 전 세계에서 약 20억 명이 비교적 현저한 철 결핍 상태라는 내용이 올라왔다. 또 해외의 저명한 영양학 교과서 《휴먼 뉴트리션(Human Nutrition)》에도 철 결핍이 매우 심각한 문제임이 명시되었다.

세계보건기구는 임신을 했다면 철분을 섭취할 것, 아이에게 철분을 먹일 것 등을 제언하고 있다. 유럽과 미국 등지에서는 빵과 파스타 등 일상적으로 먹는 음식에 철분을 추가하는 등의 방법을 마련한 곳도 있다.

한편 안 그래도 육류 섭취량이 적은 일본의 경우, 그러한 의식이 없다. 아마 현재 일본인들의 철 결핍은 국민병이라고 말할 수 있을 정도로 심각한 상태일 것이다.

근육과 체온 유지에 필수적인 철분

철의 중요한 작용 중 하나는 헤모글로빈이라는 단백질을 만드는 재료가 된다는 것이다. 헤모글로빈의 가장 중요한 기능은 산소와 결합한다는 것이다. 폐에서 흡수된 산소는 헤모글로빈에 붙어 비로소 온몸으로 운반되어 에너지의 재료가 된다. 그러므로 철이 부족하면 산소의 운반력이 떨어져 쉽게 피곤해지거나 숨이 차기도 한다.

'미오글로빈(myoglobin)'이라는 단백질에도 철이 포함되어 있다. 미오글로빈은 근육에 들어 있는 힘의 원천인데, 빈혈기가 있는 사람은 페트병 뚜껑을 여는 일조차 힘겨워지고 자신도 모르는 사이에 계단을 오르내릴 때 손잡이에 의지하게 된다.

철을 포함한 효소는 열을 발생하는 역할을 시키므로 철이 줄어들면 체온이 떨어져 손발이 차가워지기도 한다. 최근 체온을 올려야 하는 중요성이 주목받는 중이다. 그래서 보온 물주머니나 손난로 등을 사용하는 사람도 있다. 그러나 체온을 올리려면 체내에서 열을 발생시키는 효소를 작용하게 만드는 것이 중요하다. 즉, 철을 충분히 섭취하는 것이 무엇보다도 중요하다.

현재는 아직 그러한 인식이 퍼지지 않아 헤모글로빈이 정상치라면 철분 투여는 필요 없다고 판단하는 경우가 많다.

철이 없으면 호르몬도 만들 수 없다

철이 부족하면 가슴 두근거림, 현기증, 어깨 결림, 두통 등의 증상이 나타난다. 또는 멍, 잇몸 출혈, 탈모 등도 생긴다.

특징적인 증상은 얼음을 즐겨 먹게 된다는 것이다. 게다가 입안에서 녹여 먹는 것이 아니라 으드득으드득 깨물어 먹는 경향을 보인다. 아무래도 딱딱한 음식이 먹고 싶어졌다는 듯이, 단단한 전병 과자를 먹는 사람도 많다. 심한 경우 모래를 먹는 사람도 있다.

주의력 저하, 짜증, 식욕부진, 답답함 등의 정신 증상도 나타나기 쉽다. 여기에는 '뉴런(neuron)'이라는 뇌 신경세포가 관여한다. 뉴런은 혈액에서 직접 영양분을 공급받을 수 없고, 혈액뇌관문이라는 관문을 통해 안전한 물질만이 중추신경으로 들어간다. 그 관문의 문지기 역할을 하는 것이 '별아교세포'라는 세포로, 철을 주고받는 역할을 한다.

알츠하이머병을 앓는 사람의 뇌에서는 철이 쌓여 검게 변화된 모습이 보여서 철이 뇌에 나쁜 영향을 미치는 것이 아니냐고 지적받은 적이 있다. 그러나 철이 쌓이는 조직은 별아교세포로, 이곳에서 뉴런으로 철을 주고받지 못해 문제가 발생하는 것이다.

뉴런은 철을 매우 원하는데 별아교세포에 철이 쌓이게 되면 우리 뇌는 완전한 철 결핍에 빠진다. 이를 개선하는 것이 알츠하이머병의 치료에서는 상당히 중요하다.

또 도파민, 노르아드레날린, 세로토닌, 멜라토닌 등의 신경전달물질은 철이 없으면 안 된다. 결과적으로 철이 부족하면 만족감이나 행복감 등의 상실, 집중력 결여, 우울증, 수면 장애 등이 나타난다. 철이 부족한 것만으로 이만큼의 자율신경 기능 이상이 나타나는 셈이다.

여성은 철 결핍에 걸리기 쉽다

남녀 모두 생후 1년 동안은 급격한 성장기이므로 철의 양이 부족하다. 그래서 모체로부터 철을 많이 뺏어와 몸에 축적했다가 태어난다. 따라서 철 결핍인 엄마에게서 태어난 아기는 철 결핍의 위험성이 높아지고 건강상의 문제가 생기기 쉽다.

또 여성은 월경을 시작하면서 13세부터 18세 정도까지는 아무리 이상적인 식사를 하더라도 철의 양이 절대적으로 부족하다. 하물며 이 시기에 다이어트를 하거나 운동을 하면서도 충분한 육류를 섭취하지 않으면 성인이 되어서도 그대로 철 결핍 상태를 이어가게 된다.

월경에 의한 출혈은 평균 60ml라고 하며, 거기에 포함된 철의 양은 대체로 30mg이다. 월경의 평균 주기를 30일로 잡으면 매일 1mg의 철이 빠져나가는 것이다.

게다가 철은 대변, 소변, 땀에 의해 매일 1mg이 체외로 배출된다. 하루 식사에 들어 있는 철 중 인체에 흡수되는 양이 일반적으로는 1mg이므로, 여성은 남성의 두 배 정도로 육류를 먹지 않으면 체내의 철이 줄어들게 된다.

한편 격렬한 운동 등을 하지 않는 남성이라면 철의 양은 일정하게 유지된다. 그러므로 남성에게서 철이 부족한 일은 흔치 않고, 만약 부족하다면 몸의 어딘가에서 출혈 등이 있다고 의심된다. 예를 들어 치질, 위염, 암 등의 질환이다. 의사가 이러한 사실을 인지하지 않으면 중대한 질환의 발병 사실을 놓치게 된다.

철의 저장량을 나타내는 페리틴

일반적인 빈혈 진단에서는 적혈구, 헤모글로빈, 적혈구 용적이라는 세 가지 항목을 검사하여 이 중에서 무언가가 부족하면 빈혈이라고 진단한다.

그러나 가장 중요한 것은 철의 저장량을 나타내는 페리틴(ferritin)의 수치다.

저장된 철(=페리틴)이 줄어들면 헤모글로빈에 영향은 없지만 조직이나 효소 등에 들어 있는 철이 줄어든다. 조직의 철이 줄어들면 콜라겐이 굳어지기 때문에 힘줄 문제가 생기기 쉽다.

나의 클리닉에 여성 환자 B씨가 발바닥이 아프다며 찾아온 적이 있었다. 발바닥에는 힘줄이 많아 철이 부족하면 통증이 나타나기 쉽다. 산후 여성이 건초염에 걸리기 쉬운 이유도 이 때문일 것이다.

B씨의 혈액검사 결과를 보니 적혈구, 헤모글로빈, 적혈구 용

적은 모두 정상 수치였다. 그러나 페리틴의 수치가 상당히 낮아 명백한 철 결핍이라고 진단되었다. 이윽고 철분제를 많이 투여한 결과 적혈구, 헤모글로빈, 적혈구 용적에는 변화가 없었지만 페리틴은 6개월 후에 약 2배로, 9개월 후에는 약 4배로 증가했다. 발바닥의 통증은 완전히 사라졌다.

여성의 경우 헤모글로빈이 11.4g 이상이라면 빈혈이 아니라고 진단된다. 그러나 실제로는 B씨와 같은 경우가 많아 헤모글로빈이 기준치를 충족하는 환자에게도 철분제를 처방한다. 그 결과, 각종 증상이 개선되는 것을 경험했다.

철은 기준치 자체를 믿기 어렵다

건강검진이나 종합검진의 검사 결과지에서 '기준치'라는 것은 모집단의 95%가 포함된 범위를 나타낸다. 이는 모집단 중에 영양적인 문제가 있는 사람이 포함되어 있으면 기준치를 참고로 영양부족 정도를 평가할 수 없다는 의미다.

여성의 철 부족은 바로 여기에 해당한다. 일본인 여성은 미국인 여성의 4분의 1에서 7분의 1 정도만 육류를 먹는다. 그럼에도 불구하고 철 결핍이나 빈혈이라고 진단을 내리지 않는 이유는 애초에 모집단 안에 철 부족인 사람이 많으므로 기준치 안의 결과가 나오더라도 철 부족이라는 사실을 놓치기 때문이다.

또 페리틴이 저장 철의 양을 반영하는 수치라는 사실은 의사가 되기 전에도 배우는데, 이를 좀처럼 검사할 기회가 없다. 검사한다고 해도 역시 기준치가 지극히 부정확하므로 올바르게 평가하기 어렵다.

예를 들어 주요 검사 회사 네 곳의 여성 페리틴 기준치를 보면 A사 4~64.2, B사 5~157, C사 3.6~114, D사 5~120과 같은 상황이다. 이런 결과로는 정상적인 페리틴 수치가 어느 정도인지 전혀 알 수 없다.

주목해야 할 부분은 A사의 상한치가 64.2라는 것이다. 이는 검사에 협력한 직원들이 젊고 월경을 하는 사람들이라 애초에 페리틴의 양이 적기 때문에 나타난 결과다.

한편 다른 회사는 폐경 후의 여성 등도 포함되어 있어 상한치가 높다. 이처럼 검사의 기준치라는 것이 곧 영양적으로 정상임을 나타내는 것은 아니다.

우리 몸에는 약 1,000mg 정도의 저장 철이 필요하고, 이에 해당하는 페리틴 수치는 120 정도다. 페리틴이 120이라면 충분한 철이 있다고 판단할 수 있는데, 이만큼의 양을 가지고 있는 여성은 없다.

반대로 말하면, 여성이 120의 페리틴 수치를 보인다면 생리 불순 등이나 염증성으로 수치가 상승한 것은 아닌지 의심할 필요가 있다. 실제로 이와 같은 페리틴 수치를 보이는 여성에게 제대로 생리를 하고 있는지를 물으면 '하지 않는다'라고 대답하는 여성이 적지 않다.

철분의 보충 및 부족을 쉽게 판단하지 않는다

분자교정요법을 공부하기 시작한 1998년에 스스로 페리틴 수치를 조사해보니 77이었다. 이는 남성으로서는 낮은 수치다. 실제로 당시 나는 운동을 제법 하고 있었고, 아토피성 피부염 등의 염증도 있었다.

그래서 헴철 보충제를 하루 4캡슐 정도 섭취한 결과, 순조롭게 페리틴 수치가 증가하였고, 240을 넘었을 때부터 상승 폭이 완만해지더니 280에서 멈췄다. 이후 헴철 보충제를 1캡슐만 먹어도 변이 검게 변했다. 즉, 몸이 철을 이미 충분하게 흡수했고 영양제로 보충할 정도는 아니게 되었다는 것이다. 실제로 아침에 상쾌하게 일어나는 등 컨디션이 매우 좋아졌다.

그러나 일반적으로 병원에서 처방받은 철분제를 먹으면 거의 모든 사람이 한 알만 먹어도 새까만 변을 본다. 그래서 철이 충분하다는 착각에 빠지는데 이는 흡수되기 어려운 철이 배출되었다고 생각하는 편이 좋다. 즉, 페리틴 수치를 제대로 확인하고, 수치가 낮으면 철을 적정량 섭취해야 한다.

아무래도 철을 영양 보충제로 섭취하기 싫다면, 스테이크를 매일 먹겠다는 마음가짐이 필요하다. 또한, 철의 흡수력은 가열 정도와는 그다지 관계가 없으므로 굽기 정도는 자신의 취향대로 해도 좋다. 하지만 매일 고기를 구워 먹는 식단을 유지하기란 지극히 어려운 일이다. 역시 영양 보충제를 병용하는 것이 합리적이다.

철분은 입으로 섭취하여 소장을 통과하도록 한다

음식과 영양 보충제로 철분을 섭취하는 한, 여분은 흡수되지 않고 배출되기 때문에 과잉 상태일 우려는 없다. 다만 정맥주사나 수혈을 통한 철 보충은 주의가 필요하다.

영양을 흡수하는 소장은 모두 펼치면 테니스 코트 한 면 정도의 크기로, 융모라는 점막을 통해 영양분을 받는다. 그 점막 세포에는 철이 많이 포함되어 있어 체내에 철이 과도해질 듯하면 점막을 통째로 벗겨내어 변과 함께 버린다. 그러므로 장을 통해 철이 흡수되는 양은 과도해질 일이 없다.

그러나 주사로 철을 체내에 주입하면 그 조절 기구를 무시하게 되므로 과잉 상태가 되기 쉽다. 철 과잉이 되면 '혈색소증'이라고 하여, 간 등에 철이 달라붙어 간 기능의 악화를 초래하기도 한다.

철분제의 섭취 기준은 변이 검어지지 않을 정도라고 생각하면 된다. 철분제를 사용하지 않을 때도 시금치 등을 먹고 변이 검게 변했다면 철이 체내에 흡수되지 않는다고 생각해야 한다. 무엇보다 동물성 단백질에서 철을 섭취하는 것이 좋다.

철분을 섭취하려면 시금치보다 육류나 생선을 먹자

철은 흡수되기 어려워서 섭취 방법에 주의가 필요하다.

앞서도 설명했지만, 장내의 유해균과 칸디다는 철을 아주 좋아하므로 철이 들어오면 증식하여 장내 환경을 악화시킨다. 일반적인 철분제는 다량으로 먹어도 일부만 흡수되기 때문에 그저 유해균을 기쁘게 만드는 일일 뿐이다.

그래서 중요한 것이 헴철의 섭취다. 헴철은 간, 붉은 살코기, 참치의 붉은 살 등 동물성 단백질에 포함되어 있다. 한편 시금치, 톳, 말린 자두 등에 포함된 식물성 철은 비헴철이다.

헴철은 흡수가 좋은 데 비해 비헴철은 매우 흡수되기 어렵고 장으로 흘러가버린다. 예를 들어 시금치의 철분이 우리 몸에 흡수되는 양은 섭취량의 불과 1%다. 한편 돼지 간에 포함된 헴철은 그것의 13배나 흡수된다.

헴철이 흡수되기 쉬운 이유는 전용 경로가 있기 때문이다. 칼슘, 마그네슘 등의 미네랄은 소장의 점막에서 체내로 들어갈 때 '트랜스포터'라는 수송체를 통해 운반된다. 그런데 철은 철만이 통과하는 트랜스포터가 있는 데다 헴철에 한정된다. 다른 미네랄은 다 같이 버스를 타는데 헴철만 전용 택시를 사용한다고 이해하면 된다.

우리 몸은 그만큼 헴철을 적극적으로 흡수하려고 하고, 체내에 들어오면 내보내지 않는 구조로 되어 있다. 그러므로 동물성 단백질에서 헴철을 섭취하면 장내 유해균에게 뺏기지 않고 체내에 잘 흡수된다.

또한, 알약이나 철분제의 헴철은 돼지의 혈액 등으로 만들어진다. 이런 이유로 최초로 헴철을 제품화한 곳이 육가공 브랜드인 이토햄의 관련 회사(현 ILS주식회사. 의약품과 기능성 식품을 생산한다-옮긴이)다. 햄의 제조 과정에서 나오는 부산물인 돼지의 혈액을 유효하게 활용할 목적으로 철분제가 만들어지게 된 것이다.

헴철의 정제 알약과 보충제는 재료비가 많이 들기 때문에 의외로 가격이 비싸다. 헴철 함유라고 적혀 있어도 철의 양이 많거나 가격이 저렴할 때는 비헴철이 포함되어 있기도 하므로 철분제를 고를 때는 주의가 필요하다.

락토페린으로 여분의 철을 흡착하면 장이 안정된다

흡수가 다 되지 않은 철이 장으로 흘러가 유해균에게 먹힐 우려가 있는 경우, 락토페린을 함께 섭취하는 것을 권한다. 락토페린은 모유(특히 초유)에 많이 포함된 단백질로, 철을 강하게 흡착하는 작용을 한다.

락토페린은 왜 모유에 많을까? 아기는 자궁에 있는 동안 무균 상태이지만, 출산 시에는 질을 훑으면서 나온다. 아기는 아직 위산을 분비할 수 없기 때문에 이때 대장균 등의 유해균이 아기의 장으로 그대로 들어가게 된다. 물론 질에는 유익균도 있으므로, 이 역시 아기의 장 속으로 들어간다.

그런 상태(모체로부터 얻은 유해균과 유익균이 아기의 장에 유입된 상태)에서 락토페린을 포함한 모유를 먹으면 유해균에 철을 주지 않기 때문에 증식을 억제할 수 있다. 한편 유익균은 철을 별로 필요로 하지 않으므로 유익균만이 증가하는 선순환이 생기는 것이다.

그래서 모유를 먹고 자란 아기의 변은 유익균이 많아 시큼한 냄새가 나고 고약한 냄새가 나지 않는다. 그러나 분유에는 락토페린이 적기 때문에 유해균과 기회주의적 병원균이 증가하여 일반적인 변의 냄새가 난다. 인체의 생육은 극히 정교하게 프로그래밍 되어 있는 것이다.

모유는 매우 중요한데, 생후 2개월 정도에 아토피성 피부염으로 진단받은 유아를 치료하려면, 엄마는 철, 아연, 비타민B 등의 영양제를 계속해서 먹으며 체질 개선을 시도해야 한다. 결과적으로 엄마는 이상적인 모유를 생산할 수 있게 되고, 이를 먹은 아기는 1개월 정도면 매끈매끈한 피부를 얻게 된다.

성인도 장의 상태를 개선하고 그 효과로 자율신경을 안정화하기 위해서는 락토페린을 섭취하면 좋다. 락토페린은 단백질이므로 위산으로 분해되기 쉽기 때문에 단독으로 먹을 때는 위산이 적은 공복 시에 먹는 것을 추천한다. 그런데 철의 흡수율을 올릴 목적이라면 식후나 철분제와 함께 먹는 것이 효과가 높다.

어느 회사가 자사에서 만든 락토페린 보충제를 사원들에게 먹인 결과, 모두에게서 다이어트 효과가 나타나자 다이어트용 보충제로 홍보하여 판매했다. 이는 다음과 같은 과정이 작용했기 때문이다.

락토페린에 의해 유해균이 약해지면 유익균이 세력을 키운다. 그러면 장 점막의 상태가 개선되고 염증을 만드는 사이토카인이 장으로 들어오기 어렵다. 사이토카인이 장으로 들어오지 않으면 지방세포의 염증이 낫고 근육의 활동이 활발해진다. 또 간의 기능도 좋아져 당질의 대사가 좋아지고 지방 합성이 줄어 살이 빠지는 것이다. 최근에는 비만을 유발하는 장내세균도 발견되었다. 이러한 세균도 철을 원하는 유해균으로 분류되는데 락토페린에 의해 그 활성이 떨어졌다고 생각할 수 있다.

지질
_몸의 염증을 억제하고 마음을 가라앉힌다

지질의 중심은 오메가3 계열

3장에서도 언급했듯이 지질 또한 중요한 영양소다. 지질은 체내에서 연소 후 에너지원이 되는 역할을 담당한다. 또 세포막을 만드는 것도 지질의 중요한 기능이다.

세포막에서 '인지질 분자'라는 부분을 떼어내 살펴보면 곧은 모양과 구부러진 모양을 갖추고 있다. 곧은 모양은 육류의 기름과 같은 포화지방산, 구부러진 모양은 식물유에 많은 불포화지방산이다.

세포막은 이 인지질에 의해 주로 구성되는데, 구부러진 모양에는 오메가6 계열의 리놀레산에서 나오는 아라키돈산이나 오메가3 계열의 생선 기름에 많이 포함된 EPA(에이코사펜타엔산)와 DHA(도코사헥사엔산) 중 하나가 결합한다. 그러므로 평소에는 오메가6 계열의 섭취가 많은 일본인의 경우, 대다수의 세포막 인지질에 아라키돈산을 많이 포함하고 있다.

리놀레산의 섭취를 되도록 줄이고 오메가3 계열의 알파-리놀렌산과 생선 기름을 많이 섭취하도록 충분히 의식하면서 챙겨 먹어야만, 겨우 예전에 생선을 많이 섭취하던 사람들의 세포막이 만들어지는 것이다.

문제는 양쪽의 균형이다. 오메가6 계열의 지질은 샐러드유와 유채유 등 다양한 기름에 들어 있으므로 무리하게 섭취할 필요는 없다. 오히려 얼마만큼 줄인 것인지를 생각하는 편이 좋다. 또 육류에는 오메가6 계열의 지질이 다소 포함되어 있지만, 대부분 포화지방산이며 에너지원으로 매우 중요하므로 육류를 줄이지 않는 편이 좋다.

오메가3 계열에 속하는 기름은 들기름, 아마유, 생선 기름 등이다. 생선에 오메가3 계열의 EPA가 많은 이유는 그 본체가 되는 알파-리놀렌산을 식물 플랑크톤(바다의 해조류)이 만들기 때문이다.

식물 플랑크톤을 동물 플랑크톤(물벼룩, 크릴 등)이 먹고 동물 플랑크톤을 작은 새우 등이 먹는다. 그것을 작은 생선이 먹고 큰 생선이 작은 생선을 먹는다. 이런 먹이사슬을 통해 커다란 생선

일수록 EPA가 증가한다.

EPA는 생선이 만든다고 오해하는 사람이 있는데, 사실 식물 플랑크톤이 만드는 것이다. 등 푸른 생선에 EPA가 많은 이유는 이 생선들이 EPA를 포함한 먹이를 대량으로 먹기 때문이다.

EPA는 몸의 염증을 억제한다

반복해서 말하지만, 오메가3 계열의 지질은 몸의 염증을 억제하는 효과가 있다. 염증이라고 하면 일반적으로는 발열, 가려움, 비염 등을 떠올리는데 염증은 뇌에도 영향을 미친다는 사실이 밝혀졌다.

일반 세포는 혈액에서 직접 영양분을 받는데, 만약 독소가 포함되어 있으면 뇌에 위험하다. 그래서 뇌는 혈액뇌관문이라는 부위에 있는 별아교세포가 관문이 되어 필요한 영양소만을 선별적으로 뉴런으로 보낸다.

그때 세포막에 오메가6 계열의 리놀레산에서 변화한 아라키돈산이 많으면 염증이 생기기 쉽고, 혈액뇌관문이 상처를 입어 나쁜 물질이 뇌에 들어가기 쉬워진다. 앞서 장 점막이 약해져 새는 것을 장 누수라고 소개했는데, 뇌도 마찬가지로 염증이 생기면 뇌 누수가 된다. 만성 염증은 장이 원인인 경우가 많으므로,

지금까지 여러 번 소개했듯이 장 누수가 있다면 뇌 누수의 가능성도 고려해 뇌의 문제를 치료하기 위해서라도 장을 개선하는 것이 중요하다.

한편 오메가3 계열의 지질인 EPA에서는 염증을 억제하는 물질이 나온다. 그러므로 세포막에 EPA가 많이 들어 있는 사람은 염증을 바로 억제할 수 있다. EPA가 많으면 감기와 꽃가루 알레르기, 아토피성 피부염, 두드러기 등이 나타나도 쉽게 낫는다. 모기에 물려도 금방 가라앉는다. 반대로 아라키돈산이 많으면 이러한 증상이 오래 지속된다.

또 세포막의 EPA와 DHA가 증가하면 염증이 나음과 동시에 혈액이 부드러워진다. 혈액이 잘 굳지 않고 혈관에 들러붙지 않으므로 뇌경색 등의 예방에도 효과가 있다.

최근에는 EPA와 DHA가 염증을 억제하는 약과 같은 물질을 내보낸다는 사실도 밝혀졌다. 즉, 발생한 염증에 작용할 뿐만 아니라 애초에 염증을 일으키지 않도록 예방해주는 것이다.

진통제와 스테로이드보다 EPA

예전부터 당뇨병 환자는 염증이 잘 생기며, 이 염증이 혈당치를 더욱 올린다고 알려졌다. 또 우울증 환자들 중에서도 염증이 발생하는 사람이 무척 많다. 우울증 치료는 쉽지 않은데, 일반적인 항우울제를 사용해도 증상이 개선되지 않는 사람에게 진통제를 주면 효과를 볼 때가 있다.

이는 진통제의 효과로 염증이 낫고 혈액뇌관문이 제대로 기능함으로써 유해 물질이 뇌로 들어가지 않기 때문이 아닐까 싶다. 일본에서 시중에 판매되는 약으로는 세데스(Sedes)와 나론에이스(Naron Ace)를 사용하는 사람이 압도적으로 많다.

그러나 진통제에는 부작용도 있기 때문에 위염에 걸리거나 혈액이 응고되지 않아 출혈이 쉽게 일어난다. 진통제를 손에서 놓을 수 없는 사람은 우선 지질의 섭취 방법을 개선하여 세포막에 EPA를 늘려주는 것이 좋다.

아토피성 피부염도 염증의 대표적인 증상인데 그 치료에 자주 사용되는 것이 스테로이드 계열의 항염증제이다. 이는 상당히 약효가 좋아 사용하면 바로 효과를 보는 사람이 많다. 천식의 경우에도 기침이 심하면 스테로이드제를 사용할 때가 있다.

스테로이드는 염증을 진행하는 반응도, 억제하는 반응도 한번에 차단한다. 그러므로 매우 효과가 좋지만 염증을 억제하는 물질이 몸에서 나오지 않기 때문에 부작용도 크다.

꽃가루 알레르기 등으로 괴로울 때 스테로이드 안약이나 비염약을 사용하고 있다면, 역시 약을 복용하는 것보다 EPA 섭취를 먼저 생각하는 편이 좋다. 물론 바로 효과가 나타나지는 않으므로 일상 속에서 의식적으로 생선을 먹으려고 노력하면서 조금씩 세포막에 EPA를 늘려가는 것이 중요하다.

여담이지만, 최근 비스테로이드 계열의 항염증제는 진화하고 있어 염증을 악화시키는 물질만 억제하는 약도 나오고 있다. 당연히 부작용도 줄어들고 있다. 예전에는 항알레르기약들이 알레르기의 촉진과 억제를 모두 차단하는 방법밖에 없어서 졸음, 입마름 등 다양한 부작용이 나타났다. 그러나 현재는 염증을 악화시키는 물질에만 작용하는 약이 나왔기 때문에 부작용이 적다. 비행기 조종사처럼 졸음이 쏟아져서는 절대 안 되는 직종에 근무하는 사람들은 이러한 약들을 복용하고 있다.

효율적인 에너지원, 중쇄지방산

지질을 재료로 만들어지는 케톤체는 뇌와 몸의 중요한 에너지원이 된다고 앞서 설명했다. 코코넛 오일 등에 포함된 중쇄지방산은 체내에 흡수되면 효율적으로 케톤체로 변환된다. 일반적인 식재료에 포함된 지질은 '장쇄지방산'이라고 한다. '장쇄(長鎖)'

란 탄소를 결합하는 사슬의 숫자가 많음을 가리킨다. 장쇄지방산은 12개 이상의 긴 사슬을 가진 지질이라고 생각하면 된다. 리놀레산, EPA, 육류의 기름 등은 전부 장쇄지방산이다. 중쇄지방산은 결합된 탄소 수가 6개에서 12개로 중간 길이, 단쇄지방산은 4개 이하로 짧은 지질로 버터 등에 많다.

소장의 점막은 결합된 탄소 수에 따라 지질의 흡수 여부를 판단하는데, 장쇄지방산은 다른 영양소와 달리 림프관에 흡수되어 간을 우회하여 온몸을 순환하게 된다. 그리고 단시간에 온몸의 조직과 장기에서 에너지원으로 장쇄지방산을 주고받는다.

한편 중쇄지방산은 직접 간으로 운반되고, 케톤체로 변환되어 지극히 안전하고 이용하기 쉬운 형태로 온몸으로 공급된다. 뇌는 케톤체 농도가 높을 때 케톤체를 먼저 에너지원으로 이용한다는 사실이 알려졌다. 케톤체 농도가 높은 상태는 위험하다고 의대생 시절에 배웠는데, 실로 규범이 변한 것이다.

또 에너지 생산의 역할을 담당하는 미토콘드리아는 영양분이 되는 지질을 원한다. 그러나 장쇄지방산은 여러 과정을 거쳐 겨우 세포 내의 미토콘드리아로 들어간다. 한편 중쇄지방산은 직접 들어갈 수 있어서 매우 효과가 좋다.

장쇄지방산이 미토콘드리아에 들어갈 때 중요한 것은 '카르니틴(carnitine)'이라는 물질로, 지질을 미토콘드리아에 넣는 트럭이라고 불린다. 카르니틴이 줄어들면 지질을 제대로 사용하지 못하므로 쉽게 피곤해지고 살이 찐다. 카르니틴을 만드는 과정에서 중요한 것은 비타민C와 철이므로 이 두 가지를 충분히 섭취해야 한다. 이러한 의미에서도 카르니틴 없이 바로 사용할 수 있는 중쇄지방산(=케톤체) 섭취의 중요성을 알 수 있다.

또 케톤체 안에 포함된 베타-하이드록시부티르산은 암, 파킨슨병, 알츠하이머병, 노화 등에 효과가 있다고 예전부터 일컬어졌다. 2013년, 그러한 메커니즘으로 케톤체가 몸의 산화 스트레스를 제거하는 효과가 있다는 사실이 세계적으로 가장 권위 있는 과학 잡지 중 하나인 《사이언스(Science)》에 발표되기도 했다. 즉, 케톤체 자체가 자율신경 불균형의 악순환을 낳는 산화를 억제한다는 사실이 밝혀진 것이다.

뇌전증에도 효과가 있는 케톤식

일반적으로 뇌는 당질이 없으면 활동하지 않는다고 여겨진다. 그러나 이는 완전한 오해로, 당질을 줄였을 때 두뇌 회전이 나빠진다면, 뇌의 에너지원을 당질에 의존하고 있을 뿐이다.

특히 자율신경이 불안정한 사람은 그러한 경향이 높다. 이러한 사람이 갑자기 당질 제한을 하면 머리가 멍해지거나 컨디션이 나빠진다. 즉, 당질 제한 자체가 나쁘다기보다 당질 제한의 범위를 조금씩 조절해나가며 단계를 밟는 것이 중요하다.

최근에는 당질 제한식의 연장인 케토제닉 다이어트(케톤식)를 하는 사람도 늘었다. 이는 90% 정도의 에너지원을 지질에서 섭취하자는 것을 골자로 한다.

케톤체는 흥분을 억제할 뿐만 아니라 마음을 가라앉히고 체내 GABA의 양도 늘린다. 최근 GABA를 포함한 초콜릿 등이 출시되고 있는 듯한데, 이것이 어느 정도까지 뇌에 도달하는지는 알 수 없다. 그보다는 케톤체를 늘리는 쪽이 훨씬 효과적이다.

케톤식은 현재 뇌전증 치료에도 응용되고 있다. 뇌전증은 뇌 신경세포가 비이상적으로 흥분하여 경련이나 실신을 일으키는 질환인데, 단식을 하면 증상이 안정된다. 오랫동안 그 이유가 밝혀지지 않았는데, 2010년대에 들어 메커니즘이 해명되기 시작했다.

절식하는 시간이 길어지면 에너지원인 포도당은 바로 소비된다. 반대로 지방에서 변화한 케톤체의 양이 점점 늘어난다. 또 중쇄지방산을 섭취하면 케톤체가 증가한다. 케톤체가 뇌에 들어가면 글루탐산이 별로 분비되지 않게 된다. 뇌전증은 글루탐산이 과도하게 나와 뇌 신경세포가 흥분하는 질환이므로 단식이나 케톤식은 뇌전증 증상 개선에 도움이 되는 것이다.

또한, 단쇄지방산인 버터를 에너지원으로 사용하는 것도 케톤식의 한 방법이다.

중쇄지방산이 풍부한 코코넛 오일을 섭취하자

케톤체를 늘리는 방법은 크게 두 가지다. 그중 힘든 방법은 절식이고, 그보다 덜 힘든 방법은 당질 제한과 코코넛 오일 섭취다.

코코넛 오일에는 중쇄지방산이 많이 들어 있어 당질 변동과 관계없이 뇌와 몸을 움직이는 에너지가 되기 쉽다. 즉, 자율신경을 안정시키기 쉬운 지질이라고 할 수 있다. 또 코코넛 오일에 포함된 카프릴산(caprylic acid)은 잡균을 순조롭게 없애준다. 모유에도 카프릴산이 많이 포함되어 있어 아기는 모유를 먹고 잡균과 장의 칸디다를 부드럽게 억제한다.

코코넛 오일에는 '라우르산(lauric acid)'이라는 항바이러스 작용을 하는 물질도 포함되어 있다. 그래서 겨울에 코코넛 오일을 녹여 입을 헹구면 상당히 효과가 좋다.

코코넛 오일을 먹기가 어려운 사람에게는 코코넛 버터를 추천한다. 나도 예전에는 코코넛 오일을 섭취했는데 특유의 냄새와 기름진 느낌 때문에 먹기가 어려웠다. 코코넛 버터는 그보다 먹기가 쉽다. 코코넛 버터의 원재료는 코코넛으로 과육의 하얀 부분으로 만들어진다. 식이섬유가 매우 많으므로 먹고 나면 배가 든든하다. 얼핏 버터처럼 보여서 버터라고 부르긴 하지만, 실제로는 코코넛 오일을 많이 포함한 덩어리다. 그래서 칼로리는 높지만 체내에서 바로 연소하므로 특별히 걱정할 필요는 없다.

나는 배가 조금 고프면 코코넛 버터를 두 숟가락 정도 먹는다. 코코넛 버터는 섭취 후 수 분 뒤에 케톤체가 되어 뇌에 들어가기 때문에 코코넛 버터를 제대로 섭취하여 케톤체로 뇌를 움직이면 혈당치가 떨어져도 전혀 문제가 없다.

코코넛 버터에 오메가3 계열의 지질을 얻을 수 있는 호두를 잘게 부수어 얹어 먹으면 최고의 영양식이 된다.

칼슘, 마그네슘, 아연
_짜증이 줄어들고 체력을 유지한다

의식적으로 섭취해야 할 세 가지 미네랄

이 밖에 의식적으로 섭취해야 할 세 가지 미네랄이 있다. 바로 칼슘, 마그네슘, 아연이다.

예로부터 '짜증이 나는 이유는 칼슘이 부족해서 그렇다'와 같은 말이 전해질 만큼 칼슘은 인체 조절 기능의 출발점으로 '천연 신경안정제'라고 불린다. 세포가 호르몬 등을 만들 때도 칼슘이 꼭 필요하다. 칼슘이 대량으로 세포에 들어가면 세로토닌, GABA와 같은 물질이 분비되어 작용하게 된다.

칼슘이 세포 안으로 급격하게 유입되기 위해서 세포 안팎의 칼슘 농도에는 큰 차이가 있다. 세포 밖에는 세포 안의 1만 배의 농도로 칼슘이 존재한다. 체내에 칼슘이 부족하면 이 농도 차가 낮아지고 칼슘이 많으면 세포의 기능이 떨어진다.

그 조절을 담당하는 것이 마그네슘이다. 따라서 칼슘과 마그네슘은 항상 함께 섭취할 필요가 있다. 예전에는 칼슘과 마그네슘의 섭취 비율로 2:1이 황금비율이라고 알려졌지만, 최근에는 마그네슘이 적은 것이 문제가 된다는 인식으로 변화하고 있다. 그래서 칼슘과 마그네슘을 1:1의 비율로 섭취해야 한다거나 마그네슘만 섭취해야 한다는 의견도 있다. 어느 쪽이든 양쪽을 의식적으로 섭취할 필요가 있음은 틀림없다.

아연도 스트레스로 소비되기 쉬운 미네랄이다. 특히 남성은 아연의 보충을 의식해야 한다. 스트레스를 받아 당질이나 알코올을 섭취하면 체내의 아연은 상당히 줄어들기 쉽다. 당질을 섭취하면 인슐린이 분비되는데 인슐린에는 아연이 많이 포함되어 있기 때문이다. 아연이 줄어들면 인슐린의 조절이 제대로 되지 않고 혈당치가 변동하기 쉽다. 또 알코올의 대사에도 아연이 대량으로 사용된다.

칼슘은 벚꽃새우, 뱅어포, 말린 정어리 등에 많이 포함되어 있다.

마그네슘도 뱅어포, 말린 정어리에 많고 해삼, 다시마, 김, 낫토에도 풍부하다. 어패류와 해조류를 먹으면 두 영양소를 효율적으로 섭취할 수 있을 것이다.

아연이 풍부한 식재료로는 굴, 멍게 등을 들 수 있다. 또 돼지고기, 소고기에도 많으므로 적극적으로 식사에 포함하면 좋다.

| 의사의 습관 |

10가지 습관으로
병에 걸리지 않는
몸을 만든다

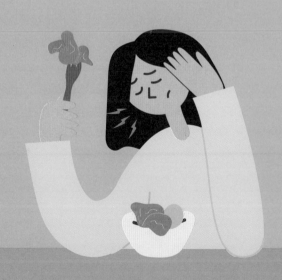

마음의 건강을 위한 식사의
4가지 포인트

당질의 양을 확인한다

거듭 이야기하자면, 자율신경을 안정시키고 마음의 병을 낫게 하는 식사를 위해서는 다음의 네 가지 사항을 신경 써야 한다.

① 혈당치의 급상승을 일으키지 않도록 한다.
② 매일 같은 종류의 단백질만 섭취하지 않는다.
③ 장의 균형을 맞출 수 있는 재료를 고른다.
④ 지질의 균형을 생각한다.

우선 ①번부터 살펴보자. 식사를 할 때는 식재료에 당질이 포함되어 있는지를 생각해본다. 이때 단맛이 나는지의 여부가 아니라 당질의 양을 보는 것이 중요하다.

예를 들어 흰쌀은 약간의 단맛만 나는데 밥공기 한 그릇(150g)에 포함된 당질의 양은 55g이다. 이는 각설탕 약 14개분에 해당한다. 각설탕에는 포도당에 더해 과당(프룩토오스)이라는 당질이 포함되어 있어 일률적으로 같이 취급할 수는 없지만, 흰쌀에 당질 양이 많다는 사실은 틀림없다.

요즘에는 인터넷에서 '식품 당질' 등으로 검색하면 그 함유량을 쉽게 알 수 있다. 또는 식품 겉면에 적힌 영양 성분표를 보면 포함된 영양소와 그 양을 알 수 있으므로, 거기에서 '탄수화물'의 양을 보면 된다. 그것이 해당 식품에 포함된 대략적인 당질의 양에 해당한다.

다만 식이섬유가 많은 식품은 '당질+식이섬유'가 탄수화물의 양이므로 주의가 필요하다. 식이섬유는 영양 성분표에 반드시 표시하지 않아도 되기 때문이다. 예를 들어 내가 먹고 있는 코코넛 버터는 두 가지를 나누어 표시하고 있는데, 100g당 식이섬유가 14.7g, 당질이 2.9g 들어 있다. 그러나 일반적인 경우 이 둘을 합쳐서 '탄수화물 17.6g'으로 표시할 때가 많다. 탄수화물 전체의 양이 많더라도 식이섬유가 많고 당질이 적으면 매우 이상적인 식품이므로 양쪽의 비율을 잘 살펴보면 좋을 것이다.

당질이 많다는 점에서 과일은 맹점이 있는 식품이다. 과일은 매우 달고 맛있다. 사과 1개에도 약 30g의 당질이 포함되어 있다. 식후 디저트로 과일을 먹는다면 제철 과일을 조금 먹는 정도에 그쳐야 한다.

아무래도 단맛이 당긴다면 앞서 소개한 코코넛 버터를 한 숟가락 정도 먹는 것만으로 충분하다. 필요한 최소한의 단맛을 얻을 수 있을 뿐만 아니라 양질의 기름도 섭취할 수 있으므로 일석이조다. 초콜릿의 경우도 당질이 적은 초콜릿이 좋다. 쓴맛이 강한 초콜릿을 한 조각 입에 넣고 녹여 먹으면 좋다.

같은 종류의 단백질은
3일 이상 연속으로 먹지 않는다

다음으로 ②번을 살펴보자. 단백질에 의한 알레르기를 예방하기 위해서는 같은 종류의 단백질을 3일 이상 연속으로 먹지 않아야 한다.

특히 주의를 기울여야 할 제품은 우유와 치즈, 요구르트와 같은 유단백이다. 우유를 마시지 않는 날을 정해 실천했다고 해도, 그날 요구르트나 치즈를 먹었다면 결국 유단백을 섭취한 셈이다. 그래서 우유, 치즈, 요구르트 등의 유단백을 절대 먹지 않는 날을 일주일에 2~3일 정도 꼭 정해두면 좋다.

대두로 만든 제품도 마찬가지다. 두부를 먹지 않는 날에 낫토를 먹으면 의미가 없다. 두유 음료도 대두 제품이다. 식품이 달라도 '같은 단백질원'이라는 생각을 해야 한다. 대두는 매일 먹어도 의외로 알레르기 반응이 나타나지 않는데, 특수 알레르기 검사를 했을 때 반응이 나타나는 사람의 경우에는 확실히 증상이 나온다.

섭취에 주의를 해야 하는 식품이 또 하나 있다. 바로 달걀이다. 달걀을 포함한 제품은 매우 많으므로 엄격하게 섭취를 피하기는 어려워도, 달걀 요리를 매일 먹는 일은 피하는 것이 좋다.

육류는 중요한 단백질원인데 소고기, 돼지고기, 닭고기 등 그 종류가 다양하므로 3일 이상 같은 고기를 먹을 일은 잘 없을 것이다. 여성 중에서 빈혈 경향이 있는 사람은 철의 함유량이 높은 붉은 살코기를 먹으면 좋다. 생선도 참치, 전갱이, 고등어 등 종류가 많으므로 그렇게까지 중복 섭취를 두고 신경 쓸 필요는 없다.

조미료도 이야기해보자면, 어떤 음식에든 마요네즈를 뿌리는 사람이 있는데 마요네즈는 의외로 알레르기에 영향이 적다. 마요네즈에는 달걀이 함유되어 있지만, 대부분의 성분은 지질이므로 알레르겐으로 작용할 일은 적다.

특히 예전부터 출시되어 사용된 기본적인 마요네즈에는 당질이 들어 있지 않으므로 오히려 권장할 만한 조미료다. 반대로 최근에 출시된 저지방이나 저콜레스테롤 마요네즈의 경우, 달걀을 사용하는 대신 당질로 진한 맛을 내므로 피하는 것이 좋다.

잎채소와 견과류로 식이섬유를 섭취한다

다음으로 ③번을 살펴보자. 장을 튼튼하게 만들기 위해서는 식이섬유를 섭취하는 것이 매우 중요하다. 앞서 말했지만, 장내 유익균은 식이섬유를 먹이로 삼고 에너지를 만들어 활동한다. 장내세균의 균형을 안정시키고 변의 흐름을 좋게 하기 위해서는 식이섬유의 섭취를 의식해야 한다.

식이섬유를 섭취하는 좋은 방법은 식재료에 열을 가하는 것이다. 열을 가하면 충분한 양으로 섭취할 수 있기 때문이다. 다만 가열하면 채소에 포함된 효소가 파괴되므로 식이섬유와 효소 중 어느 쪽을 우선시할지 생각하여 조리법을 조정하면 좋다.

여기서 말하는 채소란 잎채소를 말한다. 감자, 당근, 우엉, 양파 등의 뿌리채소류는 당질이 포함되어 있어 이 책에서 섭취를 권하는 채소에는 포함하지 않았다. 잎채소라면 배추를 먹든 양배추를 먹든 그 종류는 무엇이어도 특별히 상관없다.

당질을 먹지 않았을 때 배가 든든하지 않다고 느낀다면 식후 마지막에 단호박이나 찐 고구마 등을 먹으면 된다. 거기에 버터나 코코넛 오일 등을 얹어도 좋다.

식이섬유는 견과류에도 포함되어 있다. 특히 호두와 아몬드처럼 외피로 둘러싸인 견과류는 식이섬유량이 많다. 또 지방도 풍부하다. 호두는 100g당 약 4g, 아몬드는 약 9g의 당질도 포함하고 있는데, 혈당치 상승이 매우 완만하게 이루어지고 자율신경에 그다지 영향을 미치지 않는다. 땅콩도 100g당 약 4g의 당질을 갖고 있다. 식이섬유를 섭취한다는 의미에서 가능하면 땅콩을 껍질째로 먹는 것이 좋다.

오메가3 계열의 기름은 가열하지 않고 먹는다

마지막으로 ④번을 살펴보자. 지질에 대해서는 앞서 자세히 설명한 대로 오메가3 계열이나 오메가6 계열의 기름 섭취에 주의한다. 트랜스 지방산을 포함한 마가린은 절대 피해야 한다.

최근에는 팻 스프레드(fat spread, 지방 함유율이 낮은 마가린-옮긴이) 상품도 자주 보이는데 이는 유지가 80% 이상이면 마가린,

80% 이하면 팻 스프레드라고 분류하는 것에 지나지 않는다. 트랜스 지방산을 포함한다는 점에는 차이가 없으므로 역시 피해야 한다.

케이크, 쿠키 등의 서양과자에 사용되는 쇼트닝도 트랜스 지방산을 포함한 지질의 대표적인 예이다. 최근에는 영양 성분표에 '쇼트닝'이라고 별도로 기재하지 않게 되었는데, 그 대신 '식물성유지'로 표기할 때가 있다.

산화한 기름도 좋지 않으므로 미리 튀겨둔 음식은 피하는 것이 좋다. 다만 매일 제대로 기름을 바꾸는 반찬가게라면 그곳에서 갓 튀겨낸 음식을 사 먹는 정도는 문제가 없다. 가정에서도 튀긴 음식을 만들 때는 되도록 새로운 기름을 사용하는 것이 좋다.

기름을 섭취할 때 주의해야 할 점은 오메가3 계열의 기름이 열에 약하다는 사실이다. 오메가3 계열의 기름을 가열하는 요리에 사용해서는 의미가 없으므로 들기름, 아마유 등은 드레싱 등 가열하지 않고 그대로 사용한다.

음료만큼은 주의해야 한다

설탕 무첨가 채소 주스라도 피해야 한다

채소와 과일 등 본래 씹어서 먹어야 하는 재료는 그대로 먹는 것이
중요하다.

예를 들어 채소 주스 200ml를 한꺼번에 마시면 10g의 당질을
액체라는 흡수가 잘 되는 형태로 섭취하게 된다. 액체로 만들어
흡수를 좋게 하면 몸에 좋을 것 같지만 이는 완전히 오해다.

시판되는 채소 주스는 마시기 쉽도록 단 과즙 등이 포함된다.
영양 성분표상에는 '설탕 무첨가'라고 적혀 있지만, 당질을 섭취한다
는 점에서는 다를 것이 없다. 만일 꼭 채소 주스를 마시고 싶다면
집에서 직접 짜서 단 과즙을 첨가하지 않은 채로 바로 마시는 편

이 좋다.

과즙 100% 주스나 요구르트 음료라고 해도 마찬가지다. 당질을 한꺼번에 흡수하게 되므로 애초에 마시지 않도록 유념해야 한다. 특히 요구르트 음료는 유단백이기도 하므로 매일 마시는 것은 피해야 한다.

또 하나 주의해야 할 음료가 스포츠 음료다. 이 역시 설탕 무첨가(제로 칼로리) 상품이 판매되고 있는데 합성 감미료로 단맛을 낸다. 최근 들어 합성 감미료가 장내세균의 균형을 무너뜨리고, 그것이 지방의 합성(=비만)으로 이어진다는 사실이 밝혀졌다.

동물 실험 수준이기는 하지만 이런 연구 결과 등을 참조했을 때, 단맛을 꼭 원한다면 차라리 제대로 혈당치가 올라가고 만족감도 주는 설탕을 먹는 편이 훨씬 낫다.

에리스리톨(erythritol)은 비교적 건강에 영향이 적은 감미료다. 이 감미료는 천연 당 알코올의 한 종류로 합성 감미료와는 다르다. 일본에서 생산되는 제품으로는 라칸토S가 있다.

카페인 음료도 되도록 피한다

음료에 포함된 성분으로 당질 외에 카페인이 있다. 카페인은 교감신경을 활성화하기 때문에 카페인을 섭취하고 나면 힘이 나고 머리가 맑아지는 느낌이 든다. 그래서 커피, 홍차, 녹차 등을 어떻게든 마시게 되는데, 이는 자율신경을 불안정하게 만드는 원인이다. 카페인을 포함한 음료 없이는 견딜 수 없다면 그만큼 자율신경의 균형이 무너졌다는 증거다.

자율신경을 안정시킨다는 의미에서 카페인 섭취는 가능한 한 피해야 하는데 커피나 홍차, 녹차 등을 꼭 마셔야 한다면 반드시 뜨거운 상태로 마신다. 뜨거운 음료는 한 잔에 10여 분 정도의 시간을 들여 천천히 마시게 된다. 이와는 반대로 아이스커피는 짧은 시간 안에 후루룩 마시게 되어 급격하게 카페인을 섭취하게 된다. 이것이 자율신경의 불안정을 조장한다.

최근에는 에너지 드링크를 마시는 사람도 늘고 있는데 카페인, 당질 등이 대량으로 포함되어 있으므로 반드시 피하는 것이 좋다.

물은 찬물이든 따뜻한 물이든 괜찮다. 한방에서는 몸을 차게 하면 건강에 좋지 않으므로 찬물은 피하는 것이 좋다고 말한다. 수분은 본래 물로 섭취해야 하는 것으로, 추운 계절에는 따뜻한 물을 마시는 것이 좋겠다.

먹는 횟수는
중요하지 않다

먹는 횟수를 신경 쓰는 사람도 많은데, 이런 주장은 사실 당질 섭취와 관련해서 나오는 논의다. 일반적으로 아침, 점심, 저녁 세끼를 먹는 것이 좋다는 말은 부족해진 당질을 보충하는 주기로 하루 세끼가 안성맞춤이라는 말에 지나지 않는다.

예를 들어 하루 두 끼를 먹으면 이런 문제가 생긴다. 아침 식사를 충분히 먹고 당질을 섭취하면 한 번 혈당치가 오른다. 이후 혈당치가 내려가도 점심 식사를 거르고 당질을 섭취하지 않으면 혈당치를 올리는 호르몬이 분비된다. 마침 그때 저녁 식사를 하면 혈당치가 더 올라간다. 이처럼 바람직하지 않은 상태를 피하려면 세끼를 먹는 편이 무난한 것이다.

그러나 애초에 당질로 뇌와 몸을 움직이지 않고, 케톤체로 움직이는 식사를 하면 식사 횟수는 하루에 한 번이어도 상관없다. 이틀에 세 번도 좋고, 이틀에 한 번도 괜찮다. 즉, 필요한 칼로리와 단백질만 보충된다면 식사 횟수에 집착할 필요는 없는 것이다.

당질을 섭취하지 않고 혈당치가 안정되면 공복감이 매우 완화된다. 케톤체로 에너지원을 보충하는 것을 '케토제닉(ketogenic)'이라고 하는데, 이러한 식사를 하는 사람은 갑자기 허기를 느끼는 기아감이 없다. 반대로 당질에 의존하는 사람들은 먹지 않는데 대한 공포감이 매우 커서 조금씩이라도 먹어야 한다.

당질 중심의 식사에서 해방되면 저녁이 되어도 피곤하지 않고 저녁 식사도 편안하게 즐길 수 있다. 역시나 가능한 한 당질을 제한하는 것이 좋다.

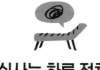

식사는 하루 전체의
균형을 생각한다

당질 제한식으로 오히려 컨디션이 나빠지는 사람은 소량의 당질을 포함한 식사를 자주 하는 편이 좋다. 그렇게 해서 서서히 하루에 섭취하는 당질의 양을 줄여가도록 한다.

하루 세 번 식사를 할 경우를 예로 들면, 아침에는 장을 자극하도록 섬유질이 많은 음식을 먹는다.

점심에는 자율신경의 균형이 깨지기 쉬운 시간대 직전이므로 되도록 당질이 적은 음식을 먹는다. 이로 인해 오히려 오후에 컨디션이 나빠지는 사람은 조금 더 당질 섭취를 늘린다.

저녁에는 그다음 날 아침까지 절식 시간이 길어지므로 케톤체를 만들기 쉬운 지질을 많이 섭취하거나 취침 전에 코코넛 오일을 먹으면 좋다.

자율신경을 안정시키기 위해서는 이렇게 하루 전체의 식사를 어떻게 균형 있게 나눌지 생각하는 것이 바람직하다.

먹는 양에 대해서는 당질 섭취량만 주의한다면 그다지 신경을 많이 쓸 필요는 없다. 자율신경이 불안정한 사람은 5~6회로 나누어 먹고, 이후 자율신경이 안정되면 3~4회로 나누어 먹으면 된다. 만일 바빠서 한 끼 정도 걸렀는데도 별다른 영향이 없다면 자율신경이 많이 안정되었다고 할 수 있다.

또 자율신경이 불안정한 경우, 마른 사람은 체중이 많이 줄지 않도록 해야 한다. 반대로 살이 찌고 있다면 하루 식사량을 정해 자율신경 불안정으로 인한 증상이 나타나지 않도록 배분한다. 이 방법을 계속 유지하면 상당한 다이어트 효과도 기대할 수 있다.

이자카야와 편의점을
제대로 활용한다

나쁜 식사의 대표적인 예는 패스트푸드다. 햄버거에는 고기가 포함되어 있기는 하지만, 탄수화물인 빵 사이에 끼워서 먹는 데다 프렌치프라이와 청량음료를 곁들여 먹을 때가 많아 지질과 당질 섭취 면에서 봐도 좋지 않다.

게다가 패스트푸드는 빨리 먹는 경향이 있어 단숨에 혈당치가 오른다. 꼭꼭 씹어 먹는 것은 소화효소의 분비를 촉진하고 영양소의 체내 흡수율을 높인다는 의미에서도 매우 중요하다.

라면이나 우동만 먹는 단품 식사도 좋지 않다. 라면에 밥을 말아 먹거나 우동과 유부초밥을 함께 먹는 조합이 제일 나쁘다.

한편 육류의 경우, 배부르게 먹어도 좋다. 돈가스 같은 튀긴 음식도 다이어트가 목적이 아니라면 먹어도 괜찮다. 나도 자주 돈가스 가게에 가는데 돈가스만 먹고 밥은 먹지 않는다. 영양 불균형에는 주의할 필요가 있지만 육류는 매일 먹는 것이 좋다.

저녁 외식을 하기에 제일 좋은 곳은 사실 이자카야(일본식 술집)다. 메뉴에 고기, 생선, 채소의 선택지가 풍부하여 자율신경을 매우 안정시키는 식사를 하기 쉽다. 술만 먹는다면 의미가 없지만, 균형 있게 먹는다는 의미에서 이자카야를 활용해도 좋다.

외식을 하면 염분을 지나치게 섭취하게 된다고 하는데, 고혈압 등에만 주의한다면 그렇게까지 염분은 신경 쓰지 않아도 된다.

편의점에도 자율신경을 불안정하게 만들지 않는 음식이 많다. 호두와 아몬드 외에도 오징어 또는 소금을 살짝 가미한 마른오징어 등은 술안주 종류로도 좋다. 계산대 주변에 있는 꼬치, 소시지 구이 등도 단백질을 섭취하기에 적합하다.

편의점에서는 삶은 달걀을 낱개로도 팔고, 두부는 1인분짜리 작은 팩으로도 나온다. 사서 냉장고에 쟁여두면 어느샌가 먹어버리게 되므로 필요할 때마다 그때그때 편의점에서 소량을 사는 것이 좋다.

당질 제한은
절반부터 시작한다

당질을 제한하는 방법은 다양한데, 당질 제한을 식단에 엄격하게 적용해야 하는 사람은 하루의 당질 섭취량을 60g 이하 정도로 억제한다. 쌀밥 1공기에 포함된 당질이 55g이므로 이를 실행하기는 상당히 어렵다.

일본 후생노동성은 당질을 통한 칼로리 섭취 비율을 60% 정도로 유지하도록 권고하고 있지만, 이 권고 비율에는 국가로서 국민들에게 쌀을 먹게 하려는 의도도 숨어 있다. 이를 당질 섭취량으로 환산하면 270~280g이며, 하루에 쌀밥 5공기를 먹어야 하는 양이다.

자신이 당질에 의존하고 있는지 확인하기 위해서는 점심 식사를 걸러본다. 점심을 걸렀을 때 오후의 컨디션이 좋아지면 자율신경이 불안정하다는 증거다. 반대로 나빠진다면 이미 당질에 의존하고 있다고 생각하면 된다. 아무런 변화도 없다면 적당량의 당질을 섭취하고 있다고 할 수 있다.

당질 제한을 하는 경우, 현재 먹고 있는 당질 섭취량에는 개인차가 있으므로 일률적으로 구체적인 수치를 지정하는 것은 어렵지만 우선 절반으로 줄여보도록 한다.

미국당뇨병학회는 하루에 130g 이하의 당질을 섭취하는 것을 당질 제한으로 보고 있다. 일본 후생노동성이 권고하는 일일 당질 섭취량의 약 절반 정도 되는 양이다.

당질 제한으로 유명한 야마다 사토루(山田悟) 의사는 한 끼에 20~40g의 당질 섭취를 권고한다. 하루에 세끼를 먹을 경우, 하루 상한이 120g이므로 불가능하지는 않은 양이다.

반복해서 이야기하지만, 우리가 궁극적으로 목표하는 바는 당질을 먹든 먹지 않든 간에 몸에 아무런 지장이 없는 상태를 만드는 것이다. 이것이 본래 인체가 갖춘 대사다.

만일 당질 제한으로 '컨디션이 안정되었다', '갑작스러운 공복이 사라졌다', '졸음과 나른함이 없어졌다', '업무의 능률이 떨어지지 않는다' 등의 증상이 느껴진다면 그 효과를 본 것이라도 봐도 좋다.

자율신경의 불균형은 사실 취침 중에 많이 나타난다. 이를 갈거나 몸이 경직되고 도중에 잠에서 깨거나 악몽을 꾸는 것 같은 증상이 이에 해당한다. 당질 제한으로 자율신경이 안정되면 수면의 질이 높아져 아침에 개운하게 눈을 뜰 수 있다.

영양 보충제는
함유량보다 품질로 고른다

단백질(육류와 생선)을 충분히 섭취하면서 당질 섭취량을 절반으로 줄이면, 배가 더부룩하거나 방귀에서 냄새가 난다는 사람도 있다. 이는 단백질을 분해하는 소화효소가 제대로 분비되지 않기 때문이다. 이럴 때는 반드시 영양 보충제를 활용하길 바란다.

우선 소화효소 보충제를 활용해본다. 소화효소 보충제를 복용하면, 단백질 섭취량을 줄이지 않고도 소화를 촉진할 수 있다. 아미노산 보충제를 먹는 방법도 있다. 아미노산은 단백질을 구성하는 물질이므로 육류 섭취를 줄이는 대신 부족한 부분을 영양제로 보충하면 된다.

식재료만으로는 충분히 보충하지 못하는 비타민B군과 여성의 경우 특히 충분한 보충이 필요한 철은 영양 보충제로 섭취해야 한다고 앞서 설명했다.

다만 철분제를 먹고 복통이 생기는 등의 증상이 나타난다면 장내 유해균이 철을 가로채고 있을 우려가 있으므로 주의가 필요하다. 나쁜 증상이 나타나지 않는 상한선에서 섭취량을 조절하길 바란다.

영양제의 품질은 판단이 어렵다. 미국 등 외국산 영양제를 경계하는 사람도 있는데, 사실 국내 제품보다 오히려 안전할 때도 있다. 앞서 저렴한 비타민D 영양제는 원재료를 양모에서 추출한다고 이야기했던 것처럼, 저렴한 제품에는 나름의 이유가 있다. 예를 들어 시중에서 가장 저렴한 칼슘 영양제의 성분표를 살펴보면 원재료에 '돌로마이트(백운석)'라고 적혀 있는데 이는 칼슘을 포함한 광물을 말한다.

돌로마이트보다 상위 재료는 조개 껍데기, 달걀 껍데기, 산호 등으로 이 정도 원재료를 사용했다면 그럭저럭 괜찮은 품질의 칼슘 영양제다. 이들보다 더 상위 재료는 생선의 뼈, 또 그보다 더 상위 재료는 소의 뼈다. 소의 뼈는 몸에 흡수가 아주 잘 되는데 최근에는 광우병의 영향으로 두려워하는 사람도 많아서 나는 생선 뼈에서 나온 칼슘으로 만든 영양제를 사용 중이다.

성분 함유량이 많다고 무조건 좋은 것은 아니다. 해외 인터넷 사이트를 보면 비타민B군 영양제로 'B100'이라는 상품이 많다. 이는 캡슐당 비타민B군을 100mg씩 넣은 것으로, 하루에 400~800mg을 섭취하라는 지시 사항이 적혀 있다. 이는 꽤 많은 양으로 효과가 있는 사람에게는 효과가 있고, 그렇지 않은 사람에게는 소용이 없는 양이다. 내가 사용하는 비타민B군 영양제는 캡슐당 25mg이 들어 있다. 100mg의 4분의 1 수준이지만 보통의 비타민B군 영양제보다 효과가 크다.

비타민B군 영양제가 체내에서 충분히 효과를 내기 위해서는 핵산 성분이 들어 있는 것이 중요하다. 비타민B군 자체의 원재료는 매우 저렴한데 핵산의 원재료는 연어의 치어로 그 성분만 가격이 비싸다. 성분 함유량은 꼭 가격에 비례하지 않는다.

또 비타민B군, 비타민C, 비타민D 등 복수의 비타민을 조합한 '멀티 비타민', 철 등을 포함한 '멀티 미네랄'과 같은 상품도 많은데, 이는 각각의 함유량이 절대적으로 부족하다. 비타민과 미네랄을 모두 섭취하고 싶은데 이것저것 사다 보면 먹어야 할 캡슐의 양이 지나치게 늘어나고 금액도 비싸지기 때문에, 일단 비타민B군과 철분 영양제만 섭취해보는 것도 좋다.

영양제는 식사 중에 섭취하는 것이 흡수율이 가장 높다. 복용 중인 약이 있는 사람은 아무래도 약과 함께 식후에 먹는 경우가 많은데 되도록 식사 중에 섭취하길 바란다.

산책과 가벼운 운동으로
근육량을 늘린다

혈당치의 상승을 억제하기 위해서는 식사 직후에 걷는 것이 좋다. 되도록 일찍 걷는 것이 좋으므로 수저를 내려놓자마자 바로 최소 20분 동안 걷는다. 이로 인해 혈당치의 상승이 완만해지고 자율신경의 불균형을 방지하며 포만감도 얻을 수 있다.

특히 주부(집안일 하는 남편도)는 걷기 운동도 할 겸 점심 식사 직후에 저녁 식사 준비를 위해 장을 보러 다녀오면 좋다. 자율신경이 가장 깨지기 쉬운 저녁에 장을 보러 가면 기온이 내려간 외부 환경과 가게 안의 붐비는 사람들 때문에 자율신경이 영향을 받는다.

혈당치 상승을 억제하는 방법에는 걷기 말고도 근육량을 늘리는 방법이 있다. 근육량이 늘어나면 혈당치가 떨어졌을 때의 백업 체제가 점점 안정되어 자율신경에 의존하지 않는 혈당치의 안정감을 얻을 수 있다.

다만 근육량을 늘리는 것은 단백질 섭취를 늘리고 컨디션이 좋아짐을 경험한 후에 하는 것이 좋다. 나는 클리닉 환자들의 3~6개월간의 데이터를 살펴보고 단백질의 대사가 개선되고 난 후에 운동할 것을 권장한다.

운동이라고 해도 산책과 가벼운 근육운동 정도면 일단 충분하다. 격렬한 운동은 오히려 좋지 않다. 맨 처음에는 평소 걷던 속도대로 걷고, 익숙해지면 빠르게 걷는 정도로 시도해본다.

몸 상태가 좋아지면 근육량의 증가를 생각해서 언덕이나 계단 등이 있는 코스로 바꾼다. 지하철역에서도 계단을 사용하고 에스컬레이터는 이용하지 않도록 한다. 이렇게 조금씩 힘을 들이는 것이 좋다.

취침 전에는
부교감신경을 자극한다

저녁 식사를 하고 2시간 정도는 지난 후에 잠을 자야 한다고 하는데, 이는 취침 중에 지방이 붙는 것을 방지하기 위해서다.

자율신경을 안정시키기 위해서는 정반대로, 저녁 식사를 하고 나서 잠들기까지 2시간 정도의 간격을 둔다면 자기 전에 가벼운 음식을 먹는 것이 좋다. 이때 코코넛 버터를 먹는 것을 추천한다.

잠을 잘 자지 못하는 사람들은 보통 자기 직전까지 컴퓨터나 텔레비전을 보는 등 자극이 끊이질 않는다. 그보다는 부교감신경을 자극해서 안정을 취하기 위해 족욕, 아로마, 스트레칭 등을 권한다. 욕조에 몸을 담그는 것도 좋다. 따뜻한 물에 느긋하게 몸을 담그면 근육을 이완시키는 효과가 있다. 조금 더 효과를 높이기 위해 '엡솜 염(epsom salt)'이라는 입욕제를 많이 넣어 부족하기 쉬운 마그네슘을 보충해주면 좋다. 몸이 금방 따뜻해지므로 여성에게 특히 좋다.

급격한 자극으로
교감신경의 긴장을 푼다

요즘 자율신경을 안정시키는 방법으로 신체적인 접근 방법이 자주 언급된다. 즉, 자세나 치열 등을 교정하는 방법으로 경추, 척추, 골반을 교정하거나 치과 치료를 제때 받는 것이다. 실제로 이 방법들이 중요한 것은 분명하고, 나도 환자들에게 자주 스트레칭 등을 권한다.

자율신경의 과도한 긴장이 좀처럼 풀리지 않을 때는 그때의 몸 상태에서 느껴지지 않는 감각을 세게 자극하는 것도 좋다. 식당에 갔을 때 식사 전에 주는 뜨거운 물수건으로 얼굴을 닦으면 기분이 매우 좋아짐을 느낀 적이 있을 것이다. 이는 업무 등으로 긴장된 교감신경의 긴장이 싹 풀어졌기 때문이다.

뜨거운 물로 샤워를 하거나 차가운 수건을 얼굴에 대거나 족욕을 하는 것도 교감신경의 긴장을 풀어주는 효과가 있다. 아로마 향기를 맡는 것도 좋다. 좋아하는 음악을 듣는 방법도 있는데, 이 역시 우리 몸에 어떤 종류의 자극을 준다고 할 수 있다.

손가락 끝으로 몸을 톡톡 두드리는 탭핑(tapping)도 매우 효과가 있다. 동일본 대지진 피해 지역에서는 긴장으로 잠들지 못하는 이재민이 다수 발생했다. 당시 정신건강의학과 의사가 현장에 투입되어 수면제와 신경안정제 등을 처방해도 좀처럼 나아지지 않았는데, 탭핑을 하고 많은 사람이 치유된 사례가 있다. 교감신경의 긴장을 풀기 위해서는 약물보다도 몸에 자극을 주는 편이 효과적인 경우도 있는 것이다.

다리를 떠는 행동도 단순한 자극을 반복하는 행위로, 이 행동으로 교감신경의 긴장을 완화할 수 있다. 또한 종일 실내에만 있지 말고 밖으로 산책을 나가 심호흡을 하거나 하늘을 올려다보는 것만으로도 교감신경의 긴장을 풀어주는 데 충분한 효과가 있다.

내가 아내에게
이 식사법을 권한 이유

내가 분자교정요법에 주목한 것은 1998년의 일이다. 나는 원래 마취과 의사로 통증 클리닉 진료소를 이미 개업해 운영 중이었다.

내가 분자교정요법에 관심을 갖게 된 계기는 아내가 둘째를 낳은 후 자율신경 기능 이상으로 쓰러진 경험 때문이다. 당시 아내에게서는 초기 증상으로 현기증과 구역질 등이 나타났는데 점차 불안감도 호소하게 되었다.

아내의 성격을 잘 알고 있던 나는 아내에게서 정신 증상이 나타난 것이 매우 이상하다고 생각했고, 단순히 항불안제 등을 처방받으면 될 일이 아니라고 느꼈다. 그래서 여러 가지 치료법을 조사한 끝에 도달한 방법이 분자교정요법이다.

실제로 분자교정요법의 효과는 대단했고 아내의 현기증, 가슴 두근거림, 불안 등은 극적으로 호전되었다. 한편 통증 클리닉을 찾은 환자들의 경우, 치료가 좀처럼 잘 되지 않았다. 대학병원에서도 치료되지 않은 환자들은 통증 클리닉을 최후의 피난처처럼 찾아온다. 이 경우 항우울제, 항불안제, 근이완제 등을 적절히 사용하면서 낫게 할 수밖에 없다.

그런데 분자교정요법의 지식을 활용하면서 진찰하자, 만성 동통을 겪던 환자가 안고 있는 근본적인 원인이 지극히 선명해졌다. 일반적인 혈액검사에서는 장기의 이상 여부를 알아보는 검사 항목만 설정되어 있어, 어떠한 동통을 겪는 사람도 그 수치에서는 거의 이상이 보이지 않는다. 그러므로 좀처럼 원인을 특정할 수 없으며, 때로는 '정신적인 이유'라는 진단을 내리게 된다.

그러나 분자교정요법으로 접근하여 데이터를 해석해보니 만성 동통 환자에게서 비타민B군, 철, 아연 등의 영양소가 크게 결핍되어 있다는 사실을 알게 되었다. 이를 영양 지도와 영양제로 보완하니 '너무 아프기만 하다'라고 호소하던 환자의 증상이 눈에 띄게 좋아졌다.

혈류개선제, 진통제, 항불안제 등 다량의 약을 처방받아 먹던 환자들도 점차 복용하는 약의 양을 줄여, 최종적으로 약에서 완전히 해방되어 완치되었다. 이것이 분자교정요법의 위대함이다.

현재 일본 전국에서 1,500여 개 정도의 시설이 분자교정요법

치료를 도입하고 있으며, 그 밖에도 다양한 분야에서 응용되고 있다. 그러나 아직도 보급의 길은 멀다. 앞으로 더 많은 의사들이 분자교정요법의 가능성에 주목해주기를 바란다.

의사의 건강 습관 12계명

1. 당질의 양을 확인해 섭취를 절반으로 줄인다.

2. 같은 종류의 단백질을 3일 이상 연속으로 먹지 않는다.

3. 잎채소와 견과류로 식이섬유를 섭취한다.

4. 오메가3 계열의 기름을 먹는다.

5. 마가린은 절대 피한다.

6. 주스나 스포츠 음료 등은 먹지 않는 것이 좋다.

7. 카페인 음료도 되도록 피하는 것이 좋다.

8. 아침에는 섬유질이 많은 음식을 먹는다.

9. 점심에는 되도록 당질이 적은 음식을 먹는다.

10. 저녁에는 지질을 많이 섭취하거나 취침 전에 코코넛 오일을 먹는다.

11. 자신의 몸 상태를 고려해 비타민, 미네랄 등 올바른 영양소를 섭취한다.

12. 산책과 가벼운 운동으로 근육량을 늘린다.

이유 없이 아프다면 식사 때문입니다

초판 1쇄 발행 2022년 2월 3일
초판 3쇄 발행 2024년 11월 1일

지은이 미조구치 도루
옮긴이 김향아
펴낸이 민혜영 | **펴낸곳** (주)카시오페아 출판사
주소 서울특별시 마포구 월드컵로14길 56, 3~5층
전화 02-303-5580 | **팩스** 02-2179- 8768
홈페이지 www.cassiopeiabook.com | **전자우편** editor@cassiopeiabook.com
출판등록 2012년 12월 27일 제2014-000277호

ISBN 979-11-6827-012-1 (03510)